日常動作の
ヤバいクセが
イラストで
わかる

姿勢のゆがみ図鑑

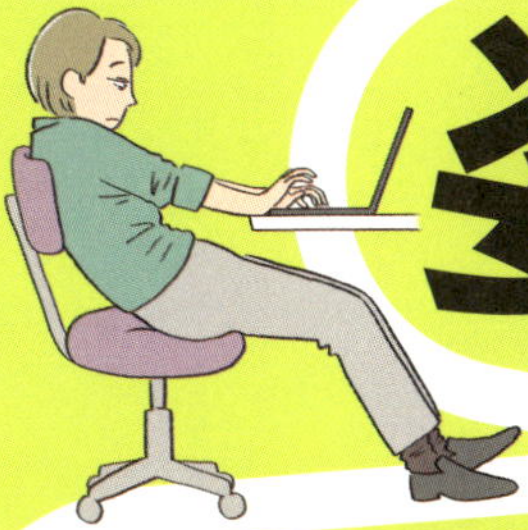

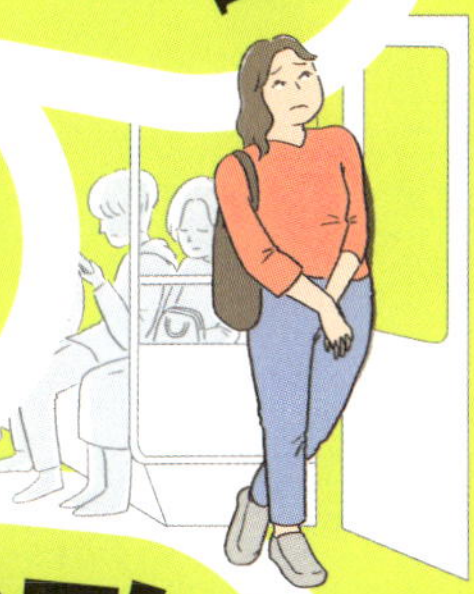

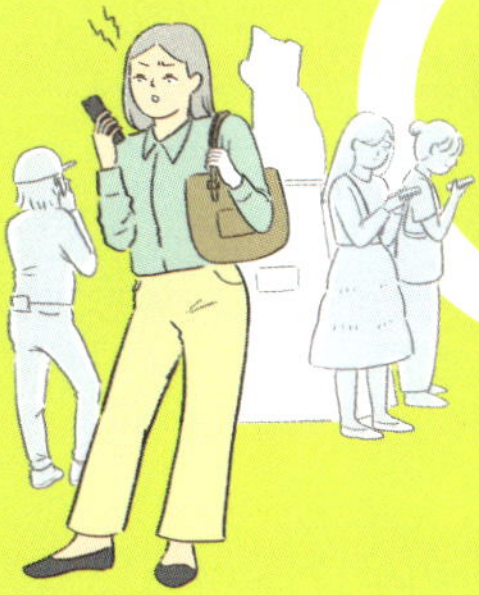

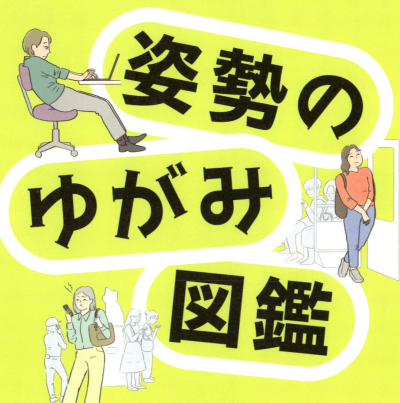

柴　雅仁
Masahito Shiba
林　慧亮
Keisuke Hayashi

小学館

はじめに

本書を読んでも、姿勢が直ることはありません。これは、勘違いせずにぜひご理解いただきたいと思います。本書は姿勢を直す本ではありません。

姿勢というのは、自分の生活環境の結果が表れただけのものであり、環境がデザインするものです。たとえば、本気で皆さんの前かがみの姿勢を直そうと思えば、1日7〜8時間にも及ぶデスクワークを年中くり返すのはやめましょう、という指導になりますが、そうカンタンに仕事の仕方を変えられるものではありません。デスクワークが姿勢に悪影響を与えるからといって、生きていくために必要なことを避けるわけにはいかないからです。つまり、「悪い姿勢」もとらざるを得ないのが紛れもない事実。姿勢はゆがんでしかるべきものなのです。

しかし、そこでなにもしないと、姿勢のゆがみが常態化してしまい、元に戻すことができなくなる可能性があります。バランスが偏った姿勢は、カラダにさまざまな不調を起こす原因になるため、放置するのはよくないことなのです。

そこで、姿勢のゆがみを防ぐためにできることは、こまめにリセットすること。ちょっと悪い姿勢をとったとしても、逆の動きでバランスをとれば、緊張や偏りをリセットできます。固まった筋肉をちょっとの時間でゆるめれば、「なにもしないより、ちょっとはラク。キモチいい。疲れが抜ける」といったポジティブな効果を得られます。

本書によって、「カラダってこんなに反応するんだ!?」という自分の心身の状態に関心を持つきっかけになることを願っています。そこからもっと興味が出てきたら、動画でもなんでもよいので、情報を深掘りしてみてください。奥が深いカラダの世界を知る第一歩として、本書が皆さんにとってよいきっかけになれば、こんなにうれしいことはありません。

鍼灸師・パーソナルトレーナー

柴 雅仁

「姿勢のゆがみ」は環境がデザインしている

私たちは、自ら適正な姿勢やラクな姿勢を選んでいると思いがちですが、実は自分が生活している環境によって「選ばされている」ケースがほとんど。たとえば、ノートパソコンやスマートフォン（以下、スマホ）の小さな画面を覗き込もうとするとき、頭を自然と画面に近づけ、背中や腰を丸めて縮こまっていませんか？　私たちの日常にはこのような**無意識のうちに姿勢をデザインされている**ケースがたくさんあります。

しかし、だからといってこれがダメというわけではなく、私たちは、生活している以上、**姿勢がゆがんでしまうのは当然のこと。大事なのは、それを偏らせずに、常にリセットしながらバランスをとる**ことなのです。

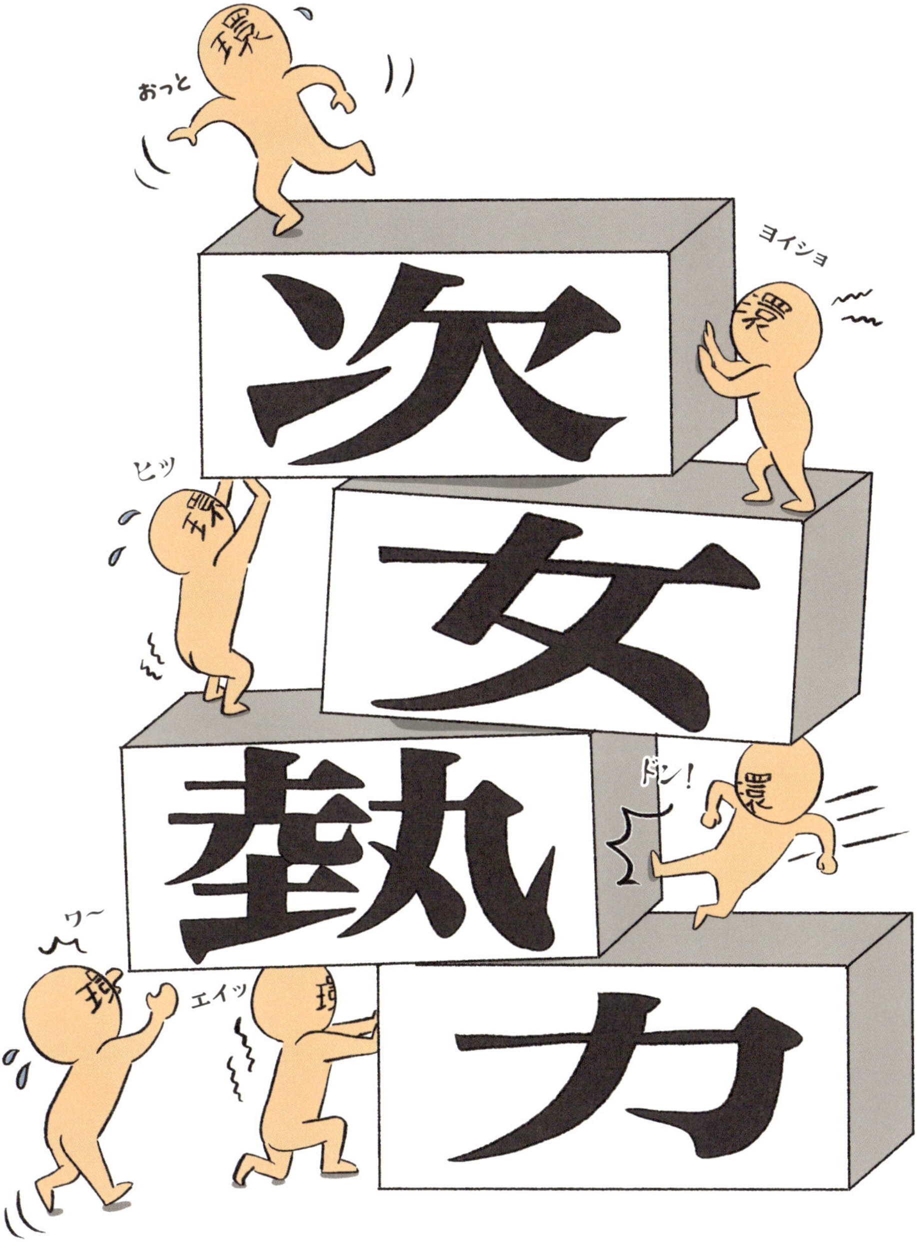
おっと
次
ヨイショ
ヒッ
女
ドン！
埶
ワ〜
エイッ
力

第1章

姿勢のゆがみを生むメカニズム

姿勢のゆがみ基礎知識

第2章

ラクしているつもりで意外とツライ！ 座っているときの「姿勢のゆがみ図鑑」

座り姿勢のゆがみ図鑑

第3章

日常でよく見る！
立っているときの「姿勢のゆがみ図鑑」

立ち姿勢のゆがみ図鑑

第4章 休んでいるはずなのに疲れる！ 寝ているときの「姿勢のゆがみ図鑑」

第5章

放っておくと後悔する〝アレ〟を生む「姿勢のゆがみ図鑑」

第 1 章

姿勢のゆがみを生むメカニズム

なぜ、姿勢はゆがんでしまうのか？
姿勢のゆがみはどのように不調に影響するのか？
そして、姿勢のゆがみをどのようにリセットすればよいのか？
姿勢に関する基礎知識を解説！

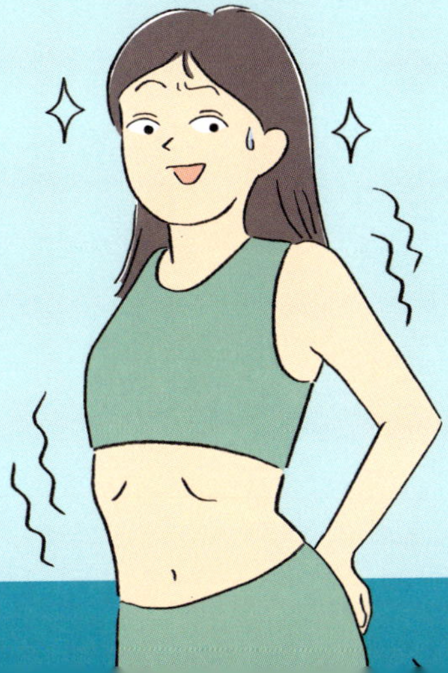

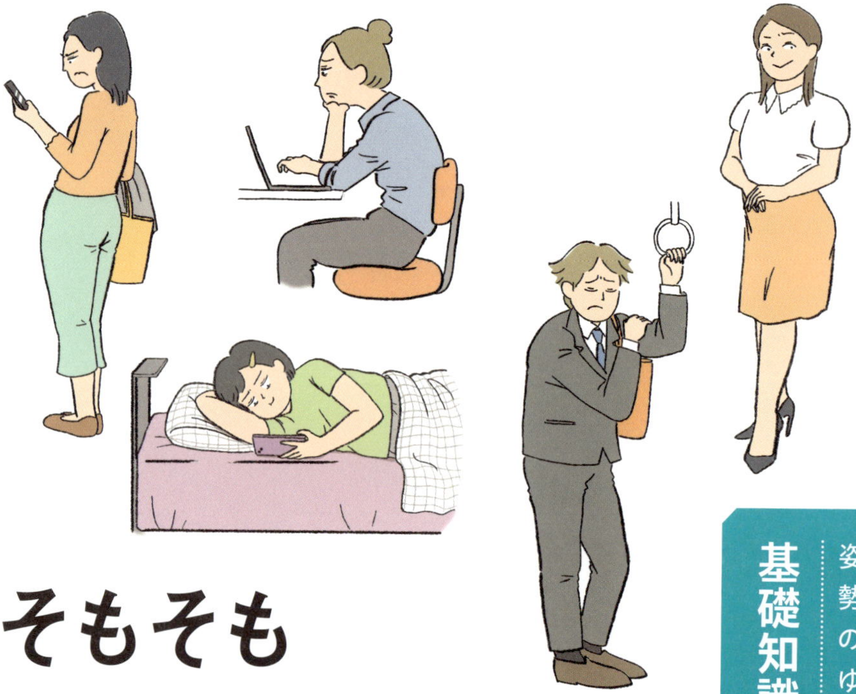

姿勢のゆがみ
基礎知識01

そもそも姿勢ってなに?

人間は、筋肉の伸び縮みによって運動することができます。しかも、筋肉が伸び縮みすることで、血流がよくなったり、代謝が起こったりするので、**人間のカラダは基本的に「動くこと」をベースに構成されている**といえます。

逆にじっとしていると、体内の循環や代謝の活性が低下することがあるので、疲れを感じることも。たとえば、電車内で30分立っているより、30分歩いたほうがラクに感じますよね？　それは、止まっていても筋肉は働いており、動かないために一部の筋肉に負担が偏ってしまうためです。

姿勢とは、同じ形を一定時間静止し続けること。この姿勢にゆがみが生じることで、さまざまな痛みや不調につながるのです。

人間は動いている状態が基本！

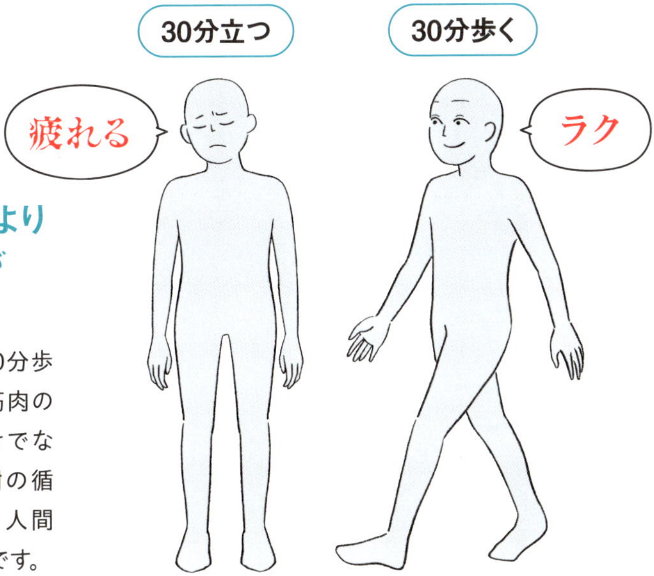

じっと立っているより歩いているほうがラクに感じる

直立不動の30分より30分歩くほうがラクなのは、筋肉の負担を分散できるだけでなく、体内の血流や代謝の循環が活性化するため。人間は動いているのが基本です。

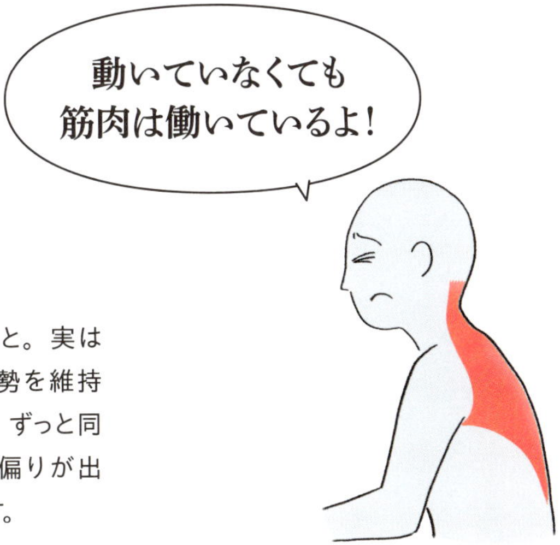

継続した静止状態を「姿勢」と呼ぶ

姿勢とは静止状態を続けること。実は筋肉は止まっていてもその姿勢を維持するため、常に働いています。ずっと同じ姿勢でいると、使う筋肉に偏りが出て、バランスに乱れが生じます。

姿勢のゆがみ
基礎知識02

よい姿勢って なんだろう？

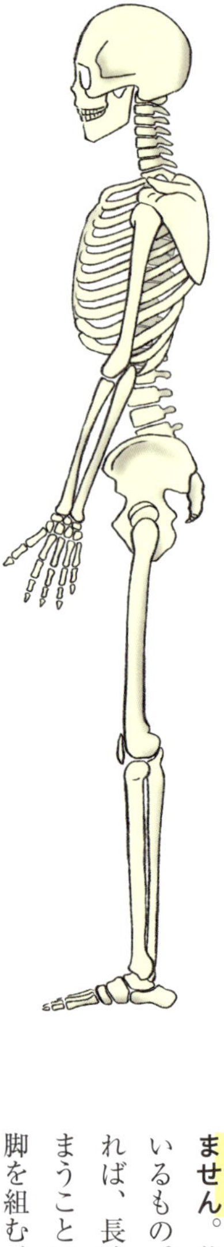

キレイな姿勢というと、背すじをピンと伸ばして、少し緊張するイメージがあると思います。逆に悪い姿勢というのは、猫背になったり、反り腰になったり、前後左右に傾いたりする姿勢をイメージすると思います。しかし、どちらの姿勢もある場面では必要な姿勢であり、**生活の観点では、「絶対的に正しい姿勢」というのはありません**。基本的に、人間は動いているもの。姿勢に問題があるとすれば、長時間同じ姿勢に偏ってしまうことです。いつも同じ方向に脚を組む、同じ側に体重をかける、ずっと同じ形で座っているといった**姿勢の常態化が、いわゆる「姿勢のゆがみ」を引き起こします**。つまり、**よい姿勢とは、「偏らないこと」**なのです。

よい姿勢で固まり続けるのはムリ！

よい姿勢も悪い姿勢もバランスが偏ってしまうのはダメ

背すじが伸びた姿勢でも、猫背の姿勢でも、長時間続けば使う筋肉に偏りが生じ、それが常態化すると「姿勢のゆがみ」につながるのです。

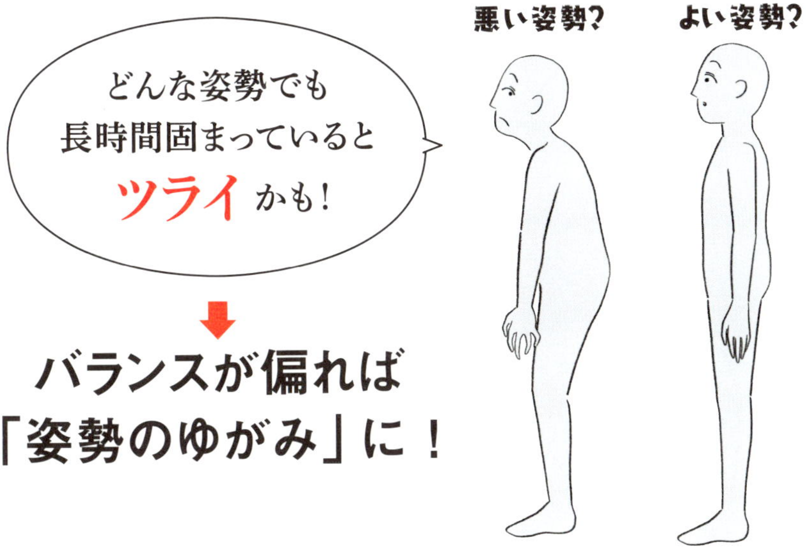
悪い姿勢？
よい姿勢？
どんな姿勢でも
長時間固まっていると
ツライかも！
バランスが偏れば
「姿勢のゆがみ」に！

視線を動かさないのも姿勢のゆがみに影響

カラダのバランスを正常に保つには、視覚も重要です。スマホやパソコンの画面をじっと見つめ続け、眼球や頭を動かす機会が減ると、バランス感覚にズレが生じ、姿勢のゆがみに影響することも。

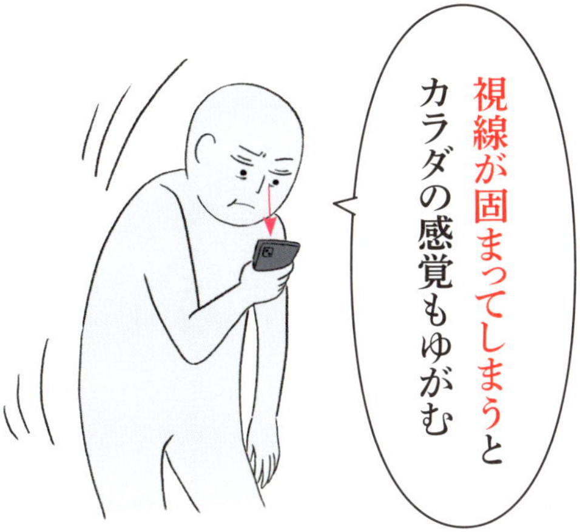
視線が固まってしまうと
カラダの感覚もゆがむ

姿勢のゆがみ

基礎知識03

無意識に「なんか調子悪い」の原因になっている！

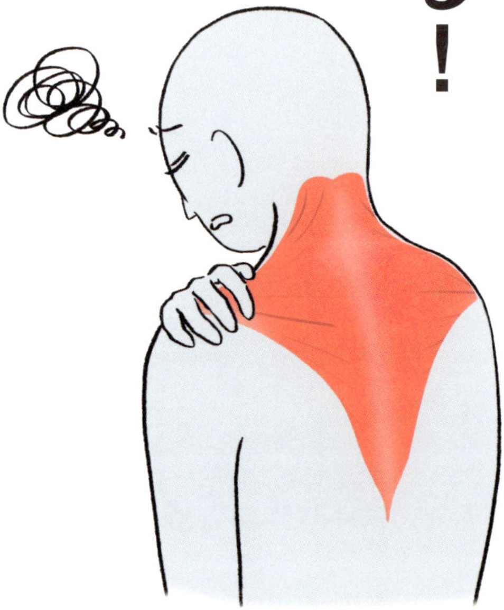

姿勢のゆがみが常態化してくると、カラダの各部で無意識のうちに「なんか調子悪い」と感じる不調や痛みが生じてきます。

　人間のカラダは、筋肉が連動しながらバランスを保つため、姿勢のゆがみによって、**どこかに負担が偏れば、ほかのどこかがその負担を肩代わり（代償動作）し、思いもかけない場所にこりや痛みが出てくる**場合もあります。

　たとえば、呼吸するときに横隔《おうかく》膜《まく》をきちんと使えていないと、肋骨を広げることができず、代わりに肩を上げる動きで代償します。肩が上がれば、頭が前に出たり、腰が丸まったりし、その影響は肩こりや腰痛、ひざ痛など広範囲に及びます。姿勢のゆがみが想定外の不調を招くこともあるのです。

姿勢を支えているのは「筋肉のつながり」

肩が上がっているとき

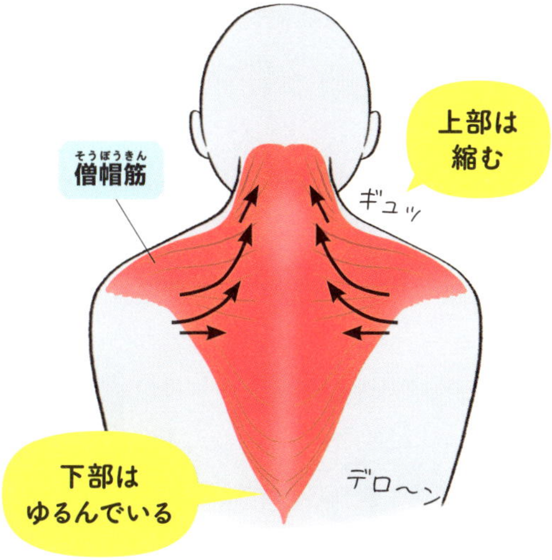
僧帽筋《そうぼうきん》
上部は
縮む
ギュッ
下部は
ゆるんでいる
デロ〜ン

骨を動かすのは筋肉の伸び縮み

姿勢は、筋肉の伸び縮みによって変化します。たとえば肩が上がるとき、僧帽筋の上部が縮み、下部はゆるみますが、これがずっと続くと肩こりに。バランスをとるには、僧帽筋の下部を刺激して、肩を下げることが必要です。

ゆがみの帳尻合わせ

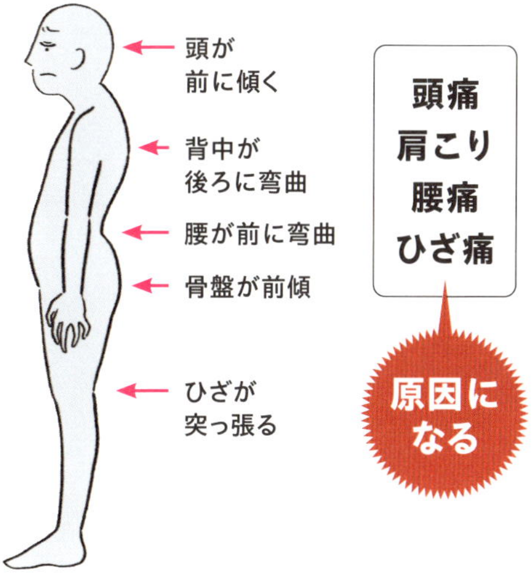
頭が
前に傾く
背中が
後ろに弯曲
腰が前に弯曲
骨盤が前傾
ひざが
突っ張る
頭痛
肩こり
腰痛
ひざ痛
原因に
なる

姿勢のゆがみの負担はどこかが肩代わり

前後左右にバランスが偏る姿勢のゆがみ。どこかがズレると、そのバランスをとるために、全体で帳尻合わせをすることになります。右のイラストのように全身は連動しており、頭が前に出たことが原因でひざ痛になる、ということもあり得るのです。

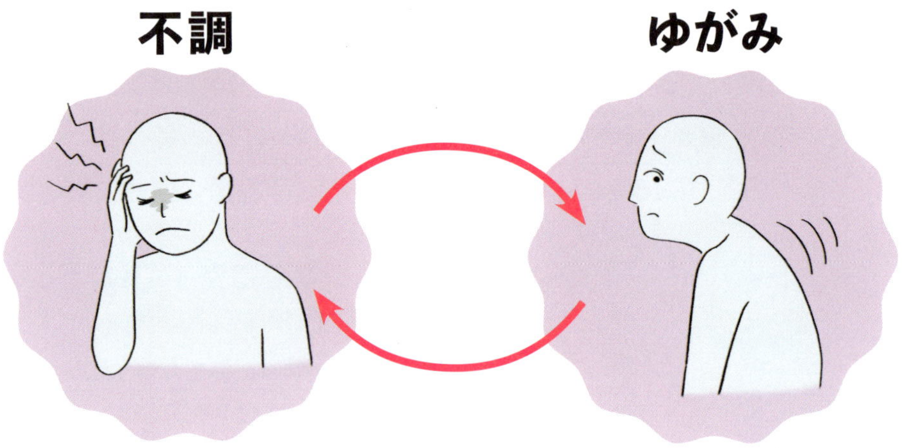

姿勢がゆがんでいるからツライのか？ツライからゆがむのか？

姿勢のゆがみ
基礎知識04

姿勢のゆがみは、筋肉の偏った緊張を生み、それはやがて自律神経にも影響します。交感神経が優位になることで、血流や胃腸の働きが低下するなど、**姿勢は体内バランスの乱れにもつながります。**

しかも、それは双方向で影響し合う関係であり、お腹の不調から腰が丸まることもありますし、精神的に元気がないと、自然とうつむき加減の姿勢になるものです。そのため、**内部環境の不調を整えるためにも、姿勢のゆがみをリセットすることは有効なアプローチ**になります。

実際に、ストレッチやエクササイズを行い、筋肉の過緊張をゆるめることで、睡眠の質が改善して心身ともにリフレッシュすることもあります。

姿勢のゆがみと不調はリンクしている！

スマートフォンの見すぎでなにが起こるのか？

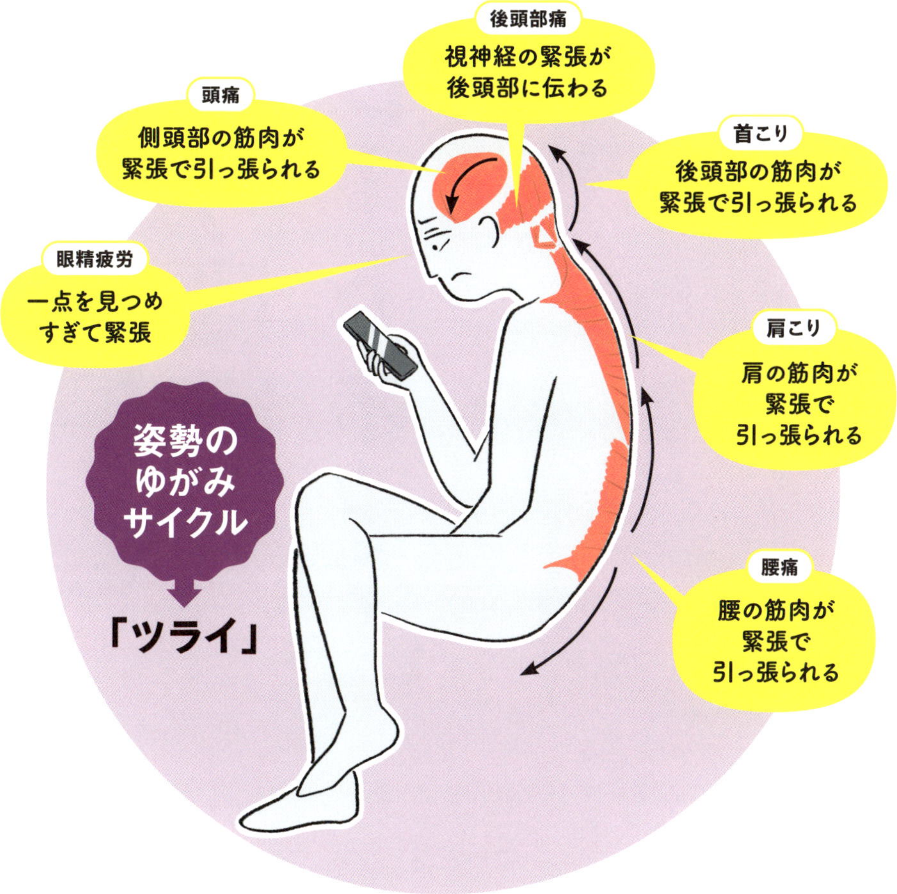
後頭部痛
視神経の緊張が
後頭部に伝わる
頭痛
側頭部の筋肉が
緊張で引っ張られる
首こり
後頭部の筋肉が
緊張で引っ張られる
眼精疲労
一点を見つめ
すぎて緊張
肩こり
肩の筋肉が
緊張で
引っ張られる
姿勢の
ゆがみ
サイクル
「ツライ」
腰痛
腰の筋肉が
緊張で
引っ張られる

カラダの悩みと日常生活はつながっている

肩こりや腰痛、目の疲れ、頭痛といったさまざまな不調や悩み。これらのほとんどは姿勢のゆがみとリンクする関係にあります。姿勢は環境によってデザインされるものですから、日常のなかで姿勢をリセットすることが不調の改善に役立つといえるでしょう。

不良姿勢の代表格「反り腰」と「ストレートネック」

姿勢のゆがみ
基礎知識05

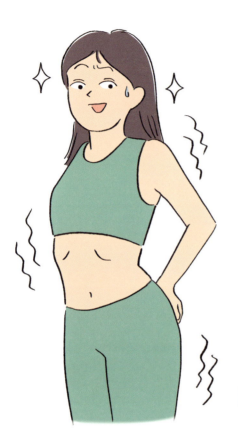

姿勢の悩みとして多く見られるのが、**「反り腰」**と**「ストレートネック」**です。反り腰は腰の骨が前に過剰に弯曲した姿勢で、ストレートネックは首の骨の弯曲がとれてしまい、まっすぐになった姿勢のこと。

根本的な原因としては、体幹の筋力不足にあり、お腹の深層にある腹横筋《ふくおうきん》や内腹斜筋《ないふくしゃきん》などがうまく機能しないと、肋骨が開く**「リブフレア」**の状態になってしまいます。リブフレアになると、腰の骨が前に出て反り腰になり、それとバランスをとるために頭が前に出るので、首の弯曲がとれてストレートネックになってしまいます。

これらのゆがみは、まったく別のものに見えますが、**実はセットとして考えるべきもの**なのです。

肋骨が開く「リブフレア」が影響！

「おっぱいが4つ」に見えるリブフレア

肋骨が前に開いた状態になるのが「リブフレア」。肋骨の下の角度が90°以上になっているのが目安で、外側の角が突き出るので「おっぱいが4つある」ように見えるのも特徴です。

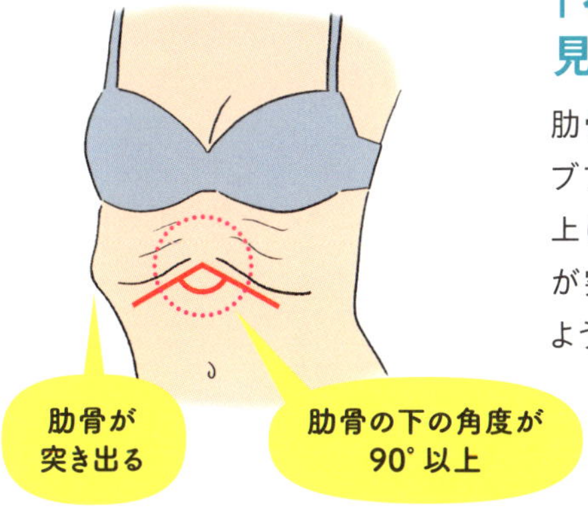
肋骨が
突き出る
肋骨の下の角度が
90°以上

下腹ぽっこりも特徴

腰の骨から骨盤前部にある腸腰筋や、お腹のコルセットのような腹横筋が弱いと、骨盤が前に倒れて腰の骨が前に出てきます。すると、下腹も前に押し出され、ぽこっと前に出やすくなります。

反り腰とストレートネックはセットで考える

腰の骨と骨盤が前に出るので、その分、胸にある胸椎は後ろに弯曲します。それと連動して頭が前に出てバランスをとることになるので、首の骨の弯曲がなくなり、ストレートネックの状態に。

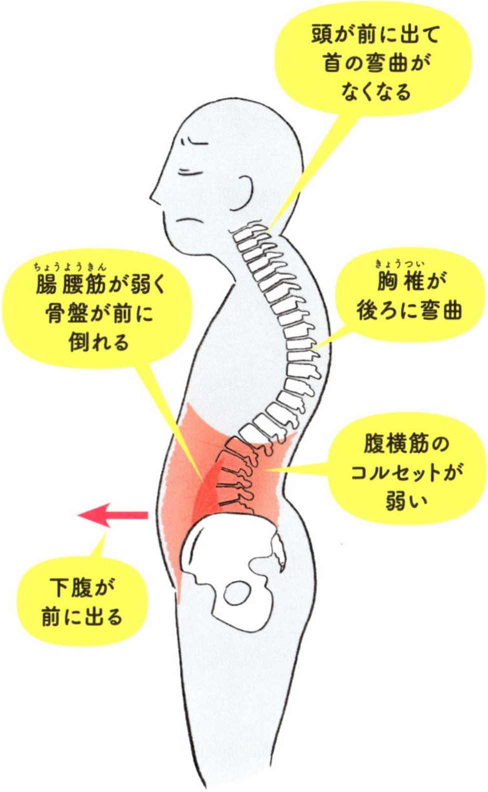
頭が前に出て
首の弯曲が
なくなる
腸腰筋《ちょうようきん》が弱く
骨盤が前に
倒れる
胸椎《きょうつい》が
後ろに弯曲
腹横筋の
コルセットが
弱い
下腹が
前に出る

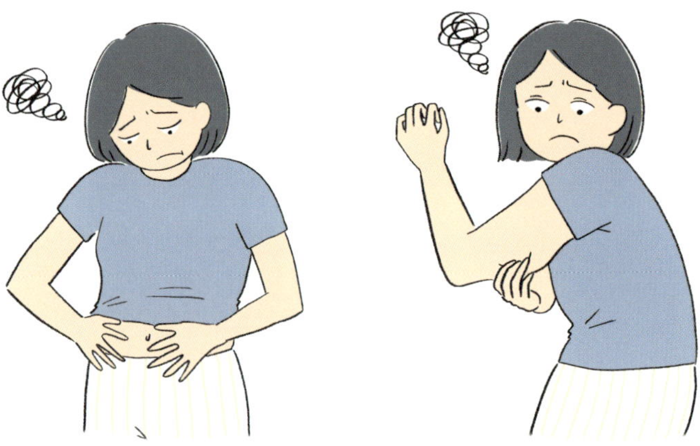

姿勢のゆがみ
基礎知識06

姿勢のゆがみは、カラダのコンプレックスにもつながっている！

姿勢のゆがみは、痛みや不調だけでなく、**カラダの形状や見た目にもある程度影響**します。

たとえば、二重あごや胸が垂れる、下腹が出る、お尻が垂れるといった悩みは、もちろん太りすぎの影響もあるとは思いますが、不調との関わりと同じように、**姿勢のゆがみによって各パーツの本来の位置から下のほうにズレてしまう**ことはあります。

骨盤が前に出てしまう「スウェイバック姿勢（P74）」の場合、全体的に前かがみの形になる影響から、二重あごや扁平足まで、さまざまなコンプレックスの原因になります。逆にいえば、**姿勢をリセットすれば、見た目のさまざまな悩みの解消にもつながる**ということです。

姿勢からのアプローチで「形」も整う！

スウェイバック姿勢(P74)に見るカラダの変化

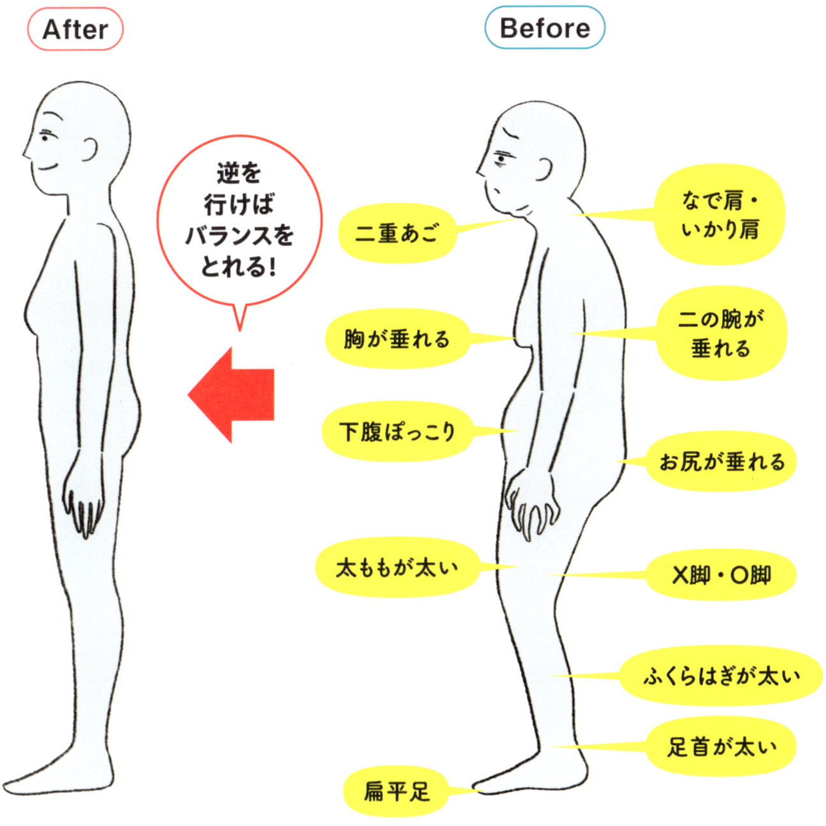

コンプレックスの原因を見つけて「逆を行く」

カラダの見た目に関するさまざまなコンプレックスも、姿勢によるアプローチで解消できる場合も。スウェイバック姿勢は、上の図のような悩みに影響しますが、スウェイバックの偏りと逆の刺激を入れてバランスをとれば、各部位のポジションも整います。

実はそこじゃない!? 姿勢のゆがみを生む「黒幕」を探せ！

姿勢のゆがみ
基礎知識07

体幹のキーとなる
横隔膜《おうかくまく》と腸腰筋《ちょうようきん》

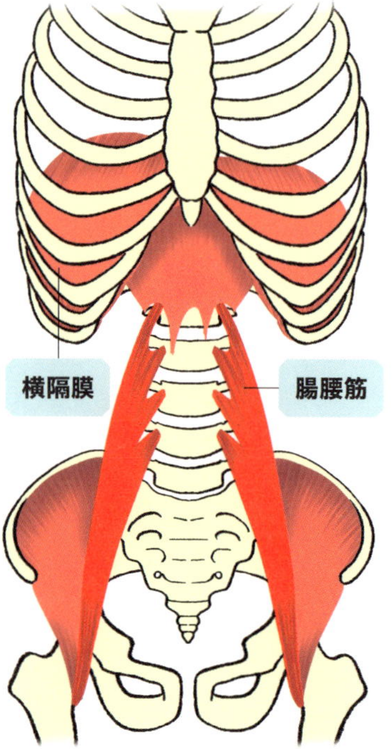

メインで姿勢をつくるのは体幹であり、そのなかでも重要なのが、呼吸や肋骨の動きに関連する**横隔膜**と、骨盤や腰の骨（腰椎《ようつい》）の位置に影響する**腸腰筋**です。横隔膜と腸腰筋というふたつのパーツは、深層に隠れて目立ちませんが、**運動不足の現代人にとって、特に機能低下を起こしやすく、姿勢をゆがませる黒幕的な存在**です。ここを意識的に刺激することで、日常にあふれる姿勢のゆがみの多くをリセットできます。

また、本書では解剖学的に負担の少ない姿勢を理想とし、偏った姿勢のバランスを整えることを目的としています。**姿勢の正否を問うのではなく、ゆるっとリセットしながら、カラダの負担を軽減するイメージ**で実践しましょう。

姿勢をつくる主な筋肉図鑑

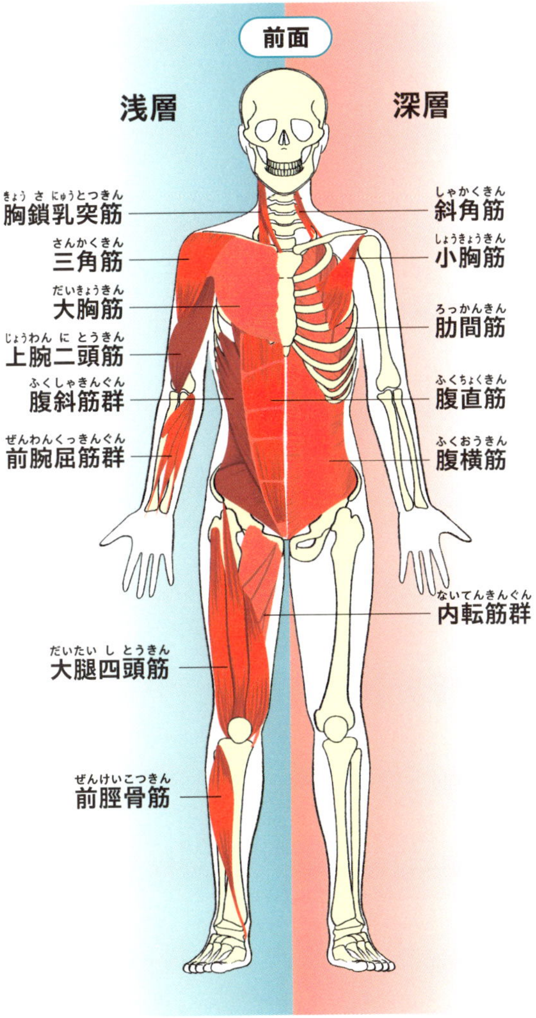

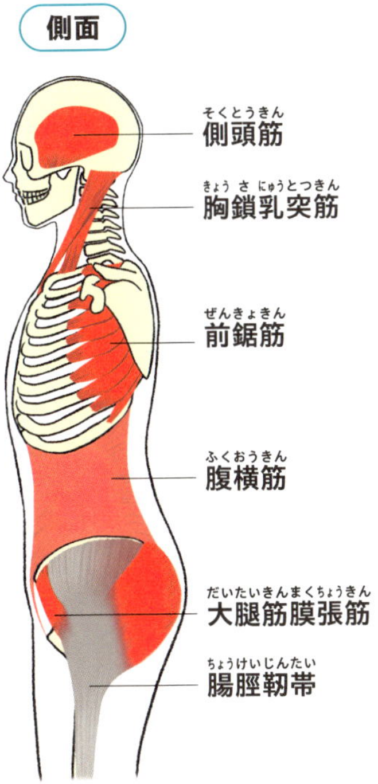

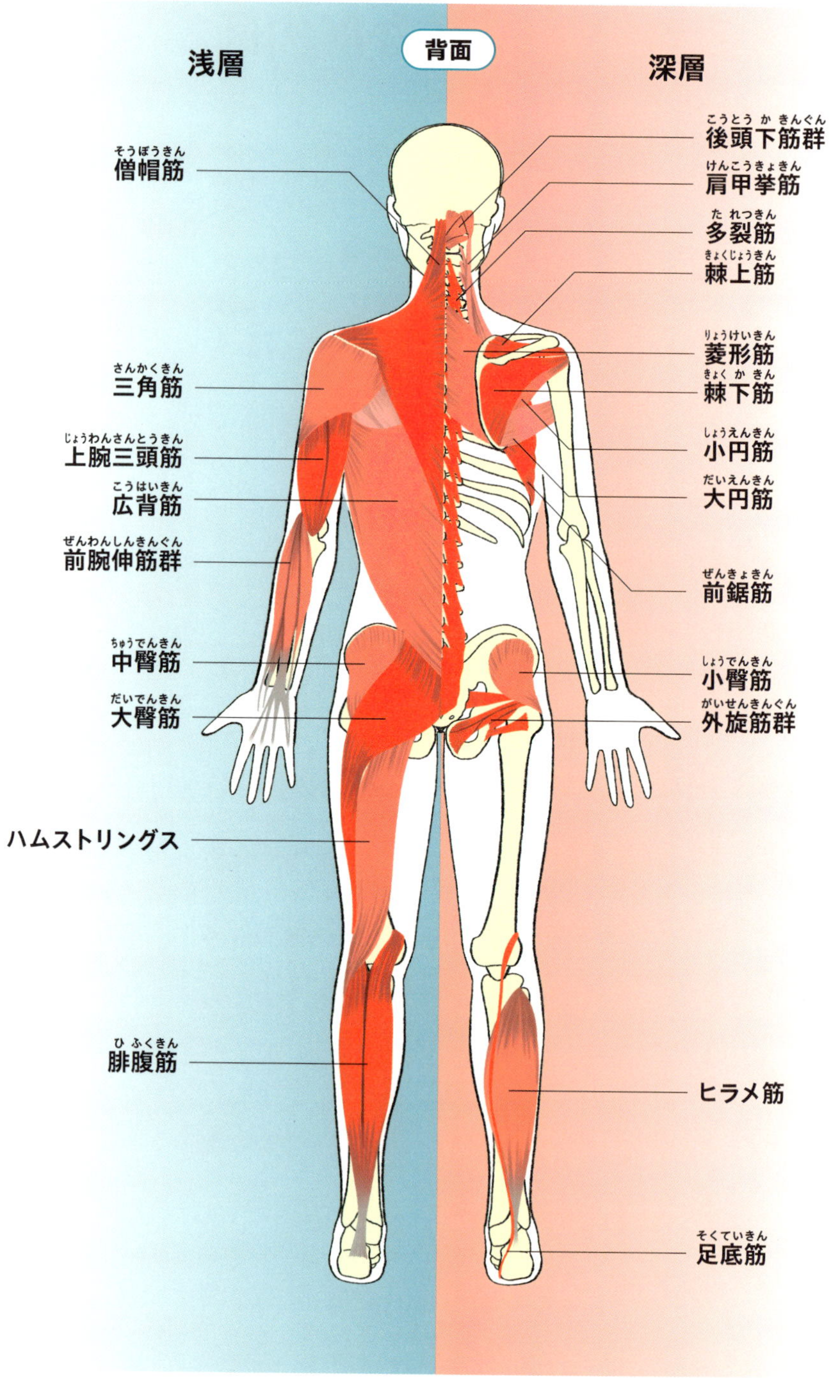
背面
浅層
深層
僧帽筋《そうぼうきん》
三角筋《さんかくきん》
上腕三頭筋《じょうわんさんとうきん》
広背筋《こうはいきん》
前腕伸筋群《ぜんわんしんきんぐん》
中臀筋《ちゅうでんきん》
大臀筋《だいでんきん》
ハムストリングス
腓腹筋《ひふくきん》
後頭下筋群《こうとうかきんぐん》
肩甲挙筋《けんこうきょきん》
多裂筋《たれつきん》
棘上筋《きょくじょうきん》
菱形筋《りょうけいきん》
棘下筋《きょくかきん》
小円筋《しょうえんきん》
大円筋《だいえんきん》
前鋸筋《ぜんきょきん》
小臀筋《しょうでんきん》
外旋筋群《がいせんきんぐん》
ヒラメ筋
足底筋《そくていきん》

第 2 章

ラクしているつもりで 意外とツライ！ 座っているときの「姿勢のゆがみ図鑑」

座り姿勢は日々の暮らしで一番長くとる姿勢。
つまり、ゆがんでいると、
その影響も一番大きいということです！

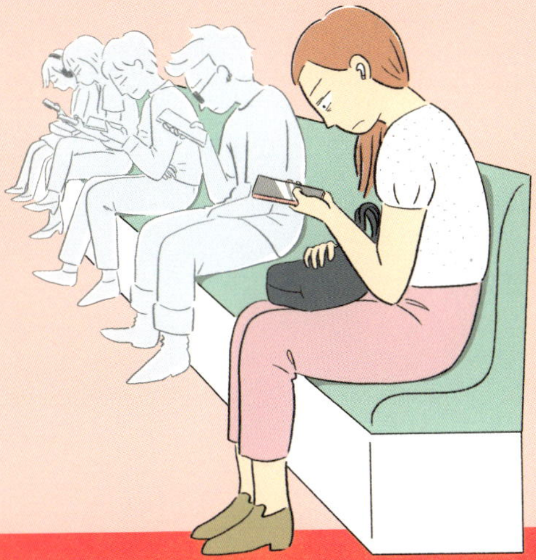

デスクワークの座り方図鑑

デスクワーク中によく見られる「3つの座り姿勢」を解説。長時間にわたってゆがんだまま固まることが多く、痛みや不調につながりやすいので注意しましょう！

01

前かがみ姿勢

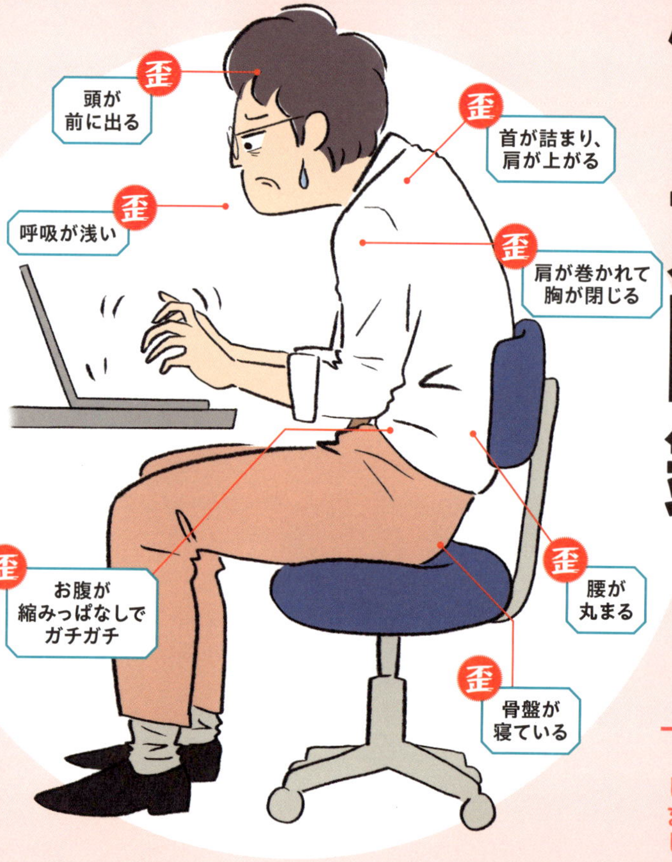
歪
頭が
前に出る
歪
首が詰まり、
肩が上がる
歪
呼吸が浅い
歪
肩が巻かれて
胸が閉じる
歪
お腹が
縮みっぱなしで
ガチガチ
歪
腰が
丸まる
歪
骨盤が
寝ている

デスクワークで特に多く見られる前かがみ姿勢。骨盤が後傾し、背骨を丸めて肩が上がった状態です。胸が閉じ、お腹も長時間圧迫されるため、呼吸が浅くなり、血流も悪くなりがち。首こり、肩こり、腰痛、下腹ぽっこりなど、さまざまな問題の原因になります。

02

反り腰姿勢

よい姿勢で座ろうとする意識が強いほど、腰椎が過剰に前に弯曲した反り腰になりがち。デスクやイスの高さが合わず、脚をイスに巻きつけたり、背もたれを使わなかったりするケースも多く見られます。腰痛や肩こりのほか、下半身太りの原因になることも。

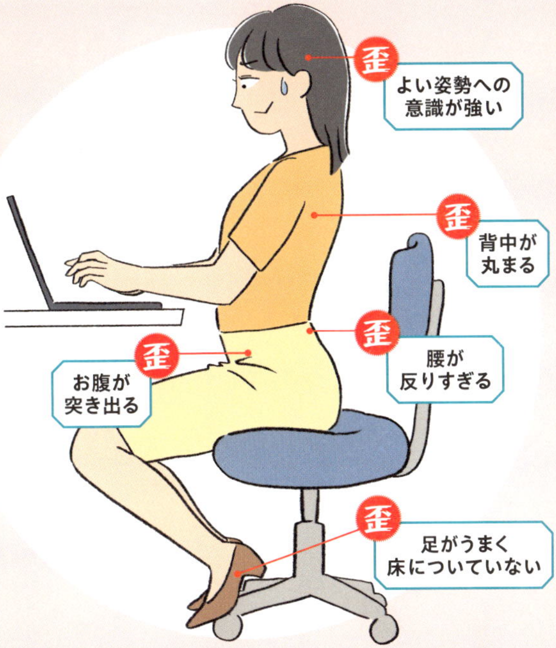
歪
よい姿勢への意識が強い
歪
背中が丸まる
歪
腰が反りすぎる
歪
お腹が突き出る
歪
足がうまく床についていない

03

F1ドライバー姿勢

背もたれに思い切り体重をあずけてイスに浅く座りながら、骨盤を寝かせて仙骨で体重を支え、脚を前方に投げ出す姿勢。男性に多く見られる傾向があり、これもデスクやイスの高さが合わなかったり、体幹の筋力が低下していたりすることが原因と考えられます。

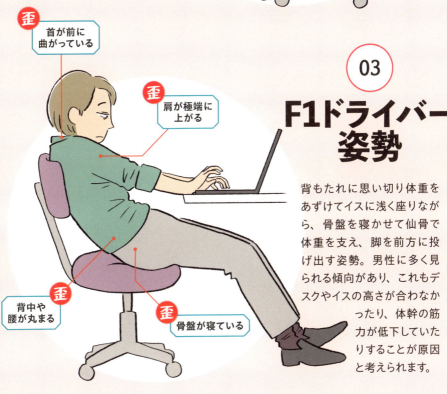

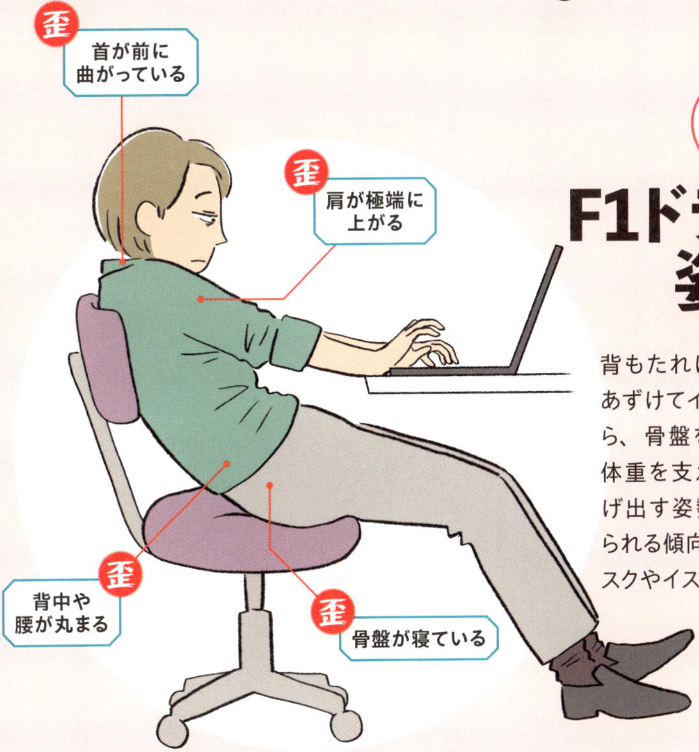
歪
首が前に曲がっている
歪
肩が極端に上がる
歪
背中や腰が丸まる
歪
骨盤が寝ている

ゆがみ対策 まずは「環境」を修正する

姿勢をリセットする前に、まずはデスク環境を整えましょう。デスクやイスの高さなどが、自分のカラダにマッチしていないと、どうしても不適切な姿勢になってしまいます。また、イスをバランスボールにし、姿勢を固定しないようにするのもおすすめです。

理想とされるデスクワーク環境

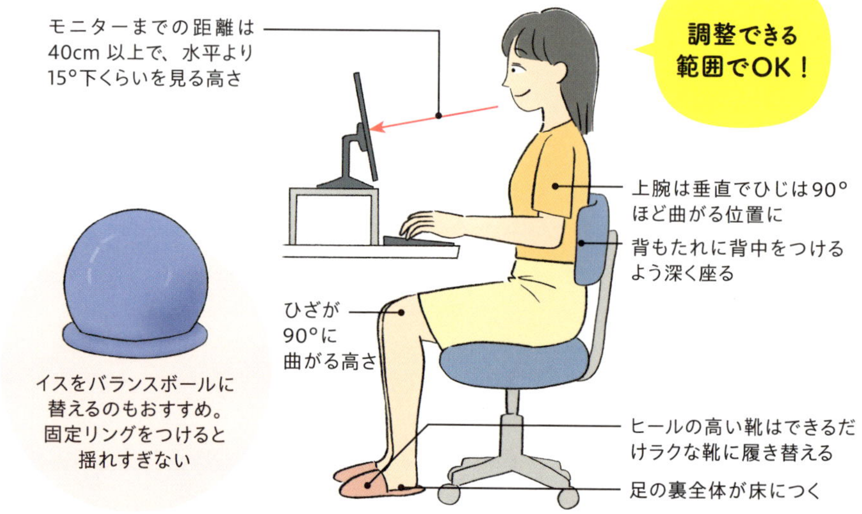
モニターまでの距離は40cm以上で、水平より15°下くらいを見る高さ
調整できる範囲でOK！
上腕は垂直でひじは90°ほど曲がる位置に
背もたれに背中をつけるよう深く座る
ひざが90°に曲がる高さ
ヒールの高い靴はできるだけラクな靴に履き替える
足の裏全体が床につく
イスをバランスボールに替えるのもおすすめ。固定リングをつけると揺れすぎない

ゆがみ対策 こまめに立つ&逆の動きをする

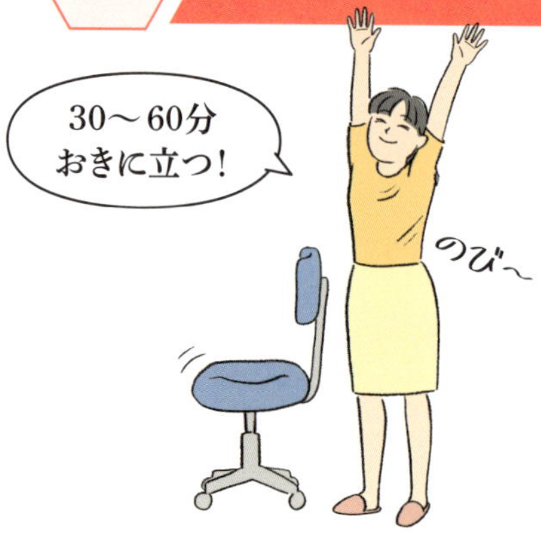
30～60分おきに立つ！
のび～

そもそも長時間じっとしているのが問題なので、デスクワークの際に、こまめに立ち上がったり、歩いたりすることも重要です。また、前かがみの姿勢を続けたら、背中を後ろに反らせるなど、逆の動きをすることで、緊張した筋肉をゆるめることも有効です。

ゆがみリセット

頭を前に倒して首をまわす

首の後ろを縮めて肩を上げている状態をほぐす!

コレも効く P85、P97、P109、P119

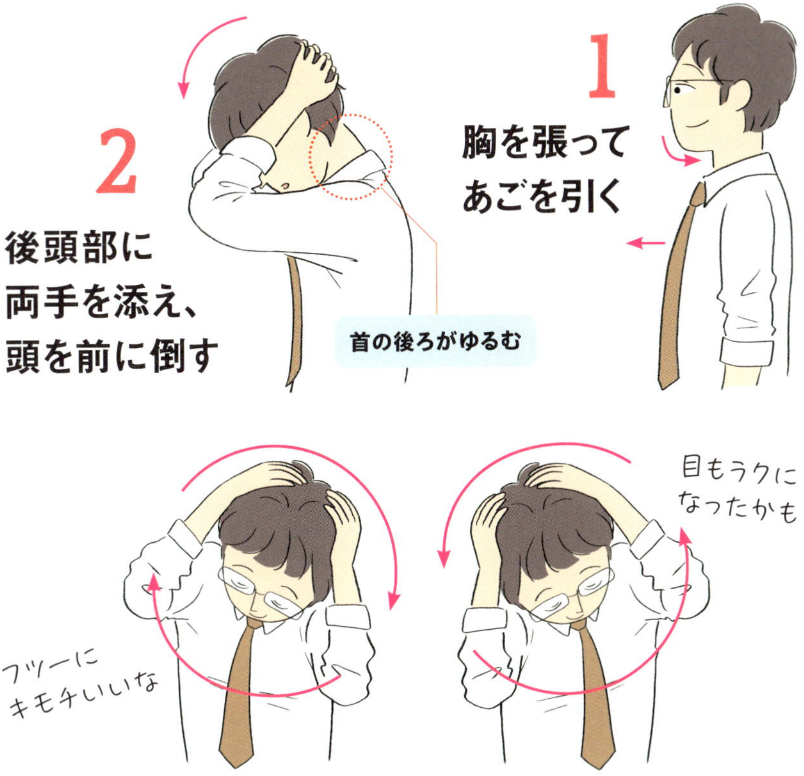
1
胸を張って
あごを引く
2
後頭部に
両手を添え、
頭を前に倒す
首の後ろがゆるむ
目もラクに
なったかも
フツーに
キモチいいな

3 頭を左右にまわす

ココをリセット!

背中が丸まっていると、首の後ろを縮めながら肩を上げてしまうので、僧帽筋上部など首の後ろの筋肉が緊張したまま固まってしまいます。首の後ろを逆の動きで伸ばしてあげると、首肩の血流がアップ。後頭部までゆるんでくるので、その周辺につながる視神経のリラックスにも効果があります。

ゆがみリセット

みぞおちに指を入れて押す

力が抜けたり、緊張したりしているお腹を刺激する

コレも効く P69、P76、P80

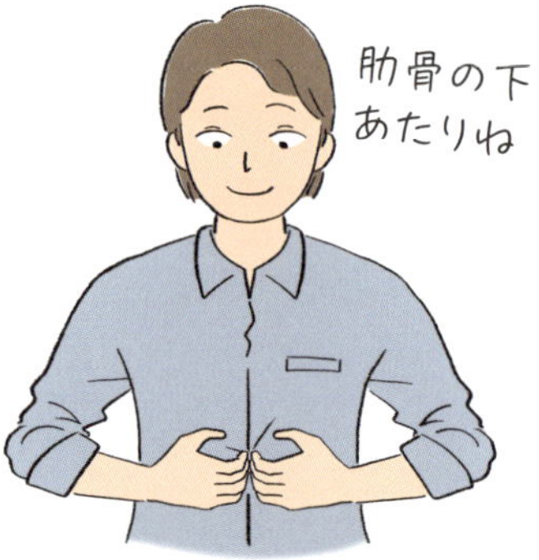
肋骨の下
あたりね

ココをリセット!

姿勢をつくるのに重要な横隔膜や、お腹の筋肉を刺激して緊張をゆるめる押圧リセット法。前かがみになると、基本的に胸が閉じ、お腹をギュッと縮めた状態が長く続きます。すると、余計に前かがみになったり、呼吸が浅くなったりするため、押しほぐすことでバランスを整えていきます。

1

両手の人差し指から薬指までの3本をみぞおちに当てる

2

肋骨の下からみぞおちに指先を押し込む

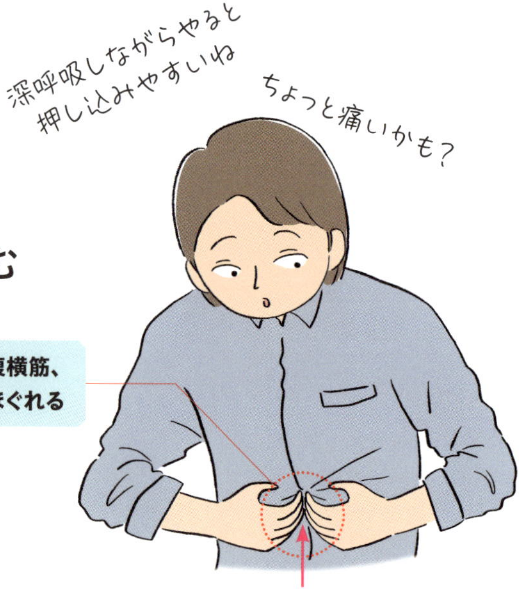
深呼吸しながらやると
押し込みやすいね
ちょっと痛いかも?
腹直筋や腹横筋、
横隔膜がほぐれる

ゆがみリセット

背中を丸めて伸ばす

反り腰で緊張した背中の筋肉をストレッチ！

コレも効く P45、P63、P67、P111、P127

1

両手を組んで斜め下に伸ばし、背中を丸める

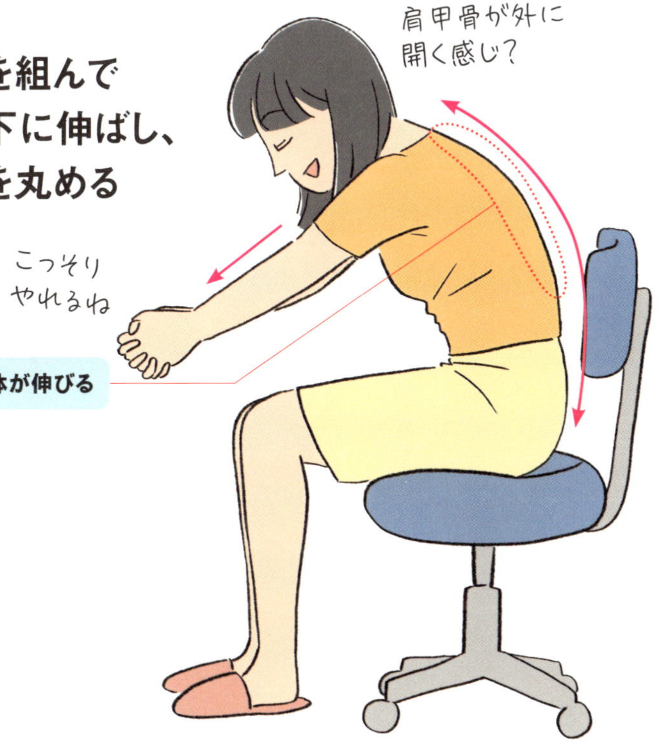
肩甲骨が外に
開く感じ？
こっそり
やれるね
背中全体が伸びる

ココをリセット！

腰の骨が過剰に前に弯曲した反り腰の場合、腰の筋肉は縮んだ状態で緊張して固まっています。その状態をリセットするには、逆の動きで伸ばすことが有効です。背中全体を丸めると、背面の筋肉がグ～ンと伸びるので効果的。両腕を斜め下に伸ばすと、肩甲骨も一緒に外に開きます。

ゆがみリセット

かかとを上げ下げする

血流が低下したふくらはぎのポンプを動かす

コレも効く P45、P57、P101、P153

1 かかとをリズムよく上げ下げする

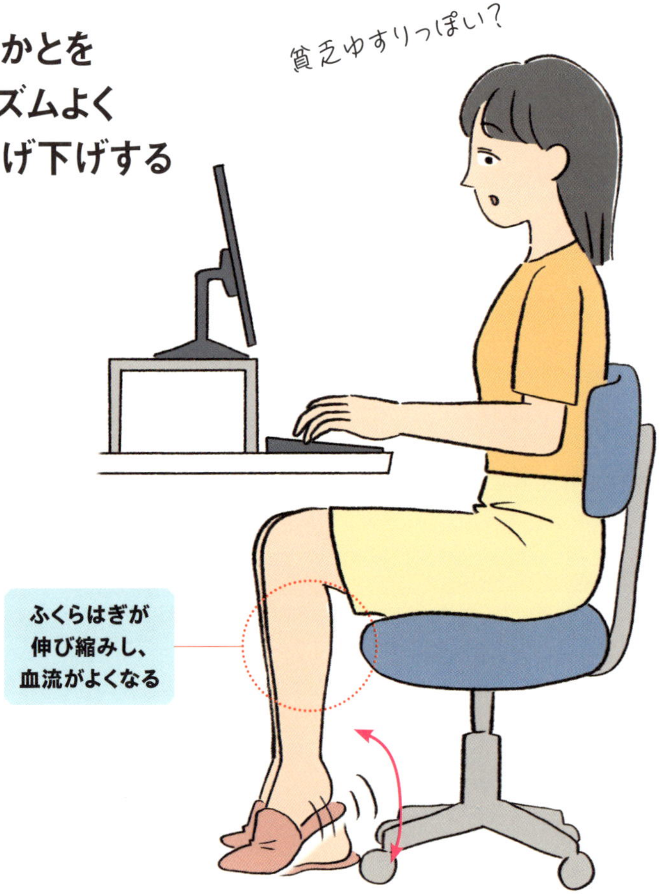
貧乏ゆすりっぽい？
ふくらはぎが伸び縮みし、血流がよくなる

ココをリセット!

ふくらはぎは「第二の心臓」としてよく知られていますが、座りっぱなしの状態が続くと、筋肉が伸び縮みしないので、ポンプ作用が働かず、下半身の血流が心臓に戻りにくくなります。こまめに立ったり、歩いたりするのも有効ですが、座ったまま脚を動かし続けるのもリセット効果があります。

ゆがみリセット

立ってもも裏を伸ばす

骨盤のポジションの乱れを整える！

コレも効く P45、P77、P89、P147

1

片脚を前に伸ばして太ももの付け根から前傾する

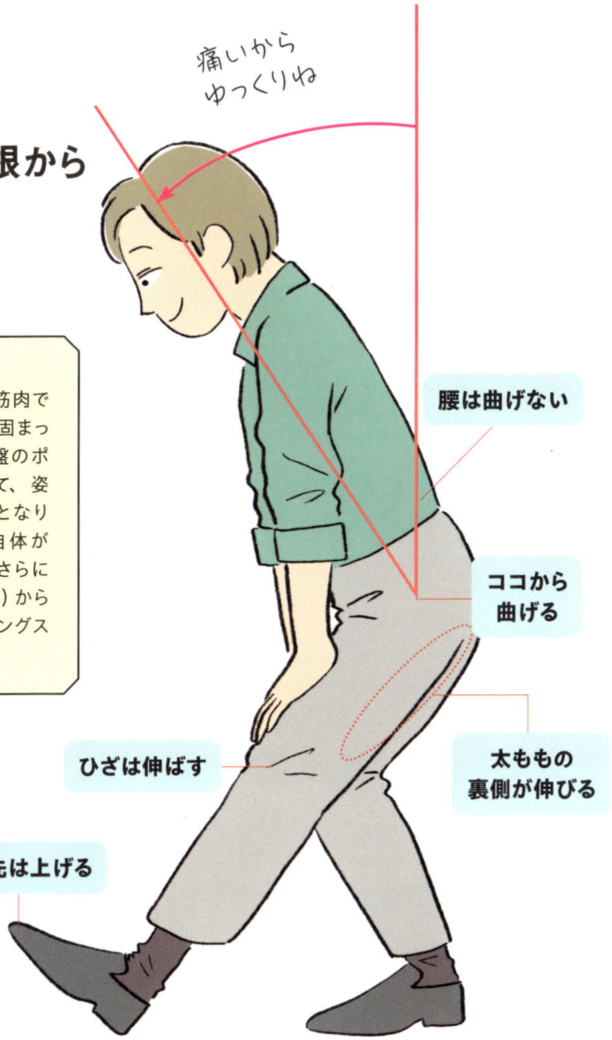
痛いから
ゆっくりね
腰は曲げない
ココから
曲げる
太ももの
裏側が伸びる
ひざは伸ばす
つま先は上げる

ココをリセット！

お尻や太もも裏側の筋肉であるハムストリングスが固まって機能低下すると、骨盤のポジションが前後に乱れて、姿勢のゆがみを生む原因となります。立ち上がること自体がリセットになりますが、さらに太もものつけ根（股関節）から前屈すると、ハムストリングスを効果的に伸ばせます。

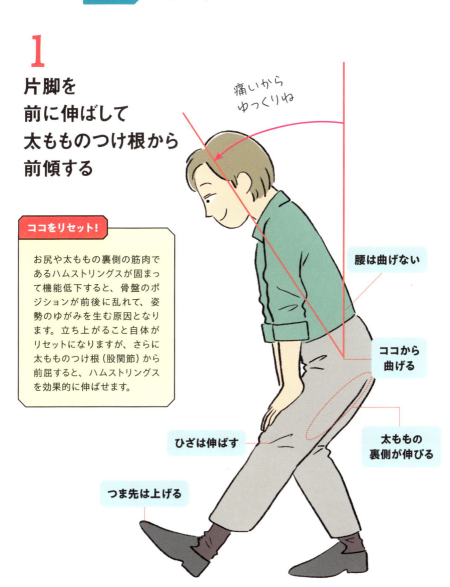

脚を組む

関係する不調・悩み　腰痛・肩こり・下腹ぽっこり・O脚

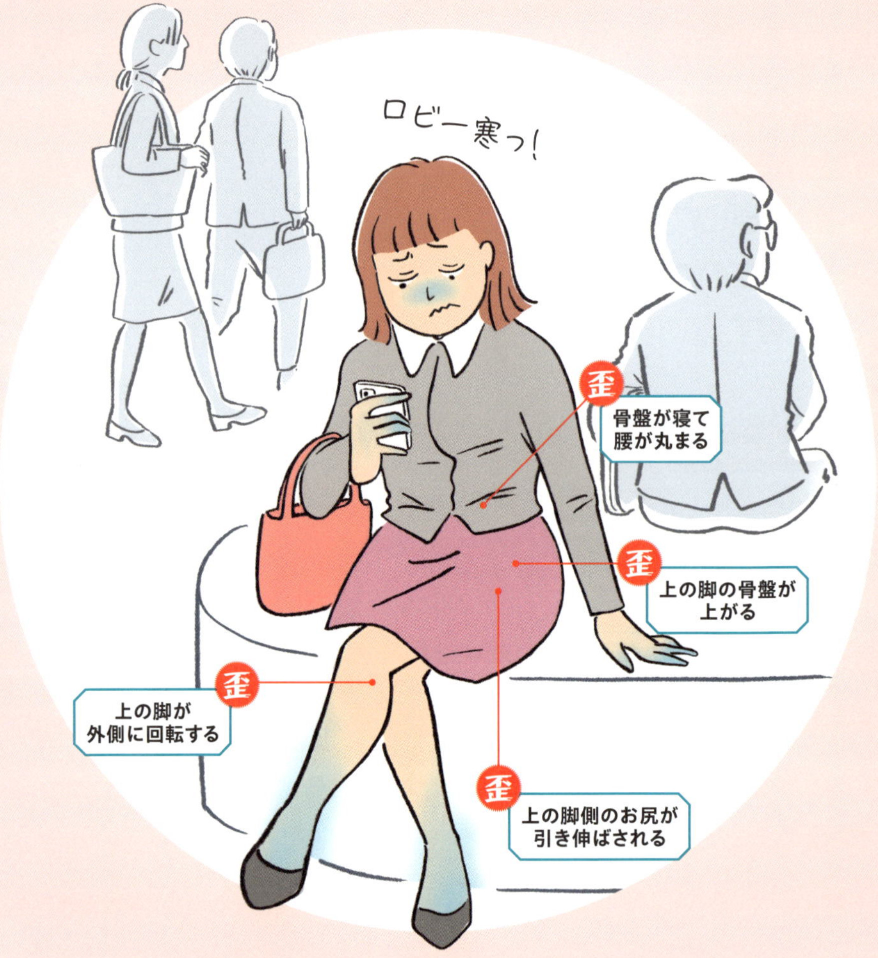
ロビー寒っ!
歪
骨盤が寝て
腰が丸まる
歪
上の脚の骨盤が
上がる
歪
上の脚が
外側に回転する
歪
上の脚側のお尻が
引き伸ばされる

歪 股関節の筋肉がアンバランスになる

脚を組むこと自体は特に問題ないのですが、それをずっと同じ方向に組むと、筋肉のバランスに左右差が生じます。上の脚側の骨盤は上方向に上がることになり、その分同じ側の脇腹が短く縮んで肩の高さにも左右差が生じます。これはクセになりやすく、片脚重心の偏りにも影響します。また、太もも（股関節）が外側に回転することになると O 脚にもつながるので、逆の脚にこまめに組み替えることが重要です。

ゆがみリセット

脚を組んだまま後ろを向く

お尻と脇腹をストレッチで伸ばしてバランスをとる!

コレも効く P49、P65、P77、P87、P89

1

上の脚と逆側の腕を上の脚の太ももの外側にまわす

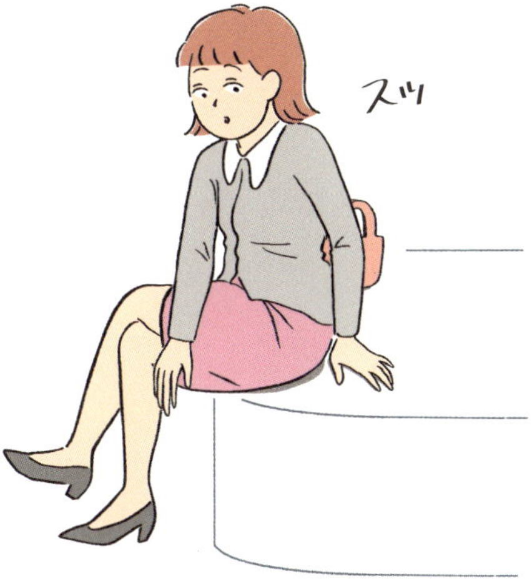
スッ

2

腕で太ももを押さえたまま、上半身をひねって後ろを向く

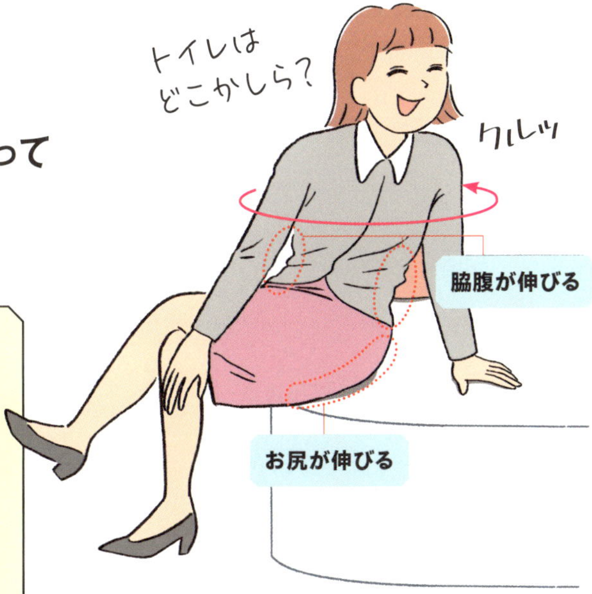
トイレはどこかしら?
クルッ
脇腹が伸びる
お尻が伸びる

ココをリセット!

骨盤の高さや、股関節まわりの筋肉に左右差が生じやすいので、お尻や太もも、脇腹をストレッチしてバランスを整えます。上半身のツイストによって脇腹やお腹まわり全体の緊張がほぐれ、脚を組んだまま押し込むので、お尻や太ももの外側も軽く伸ばされます。左右反対側でも行いましょう。

頬杖をつく

関係する不調・悩み　首こり・頭痛・眼精疲労・ストレートネック

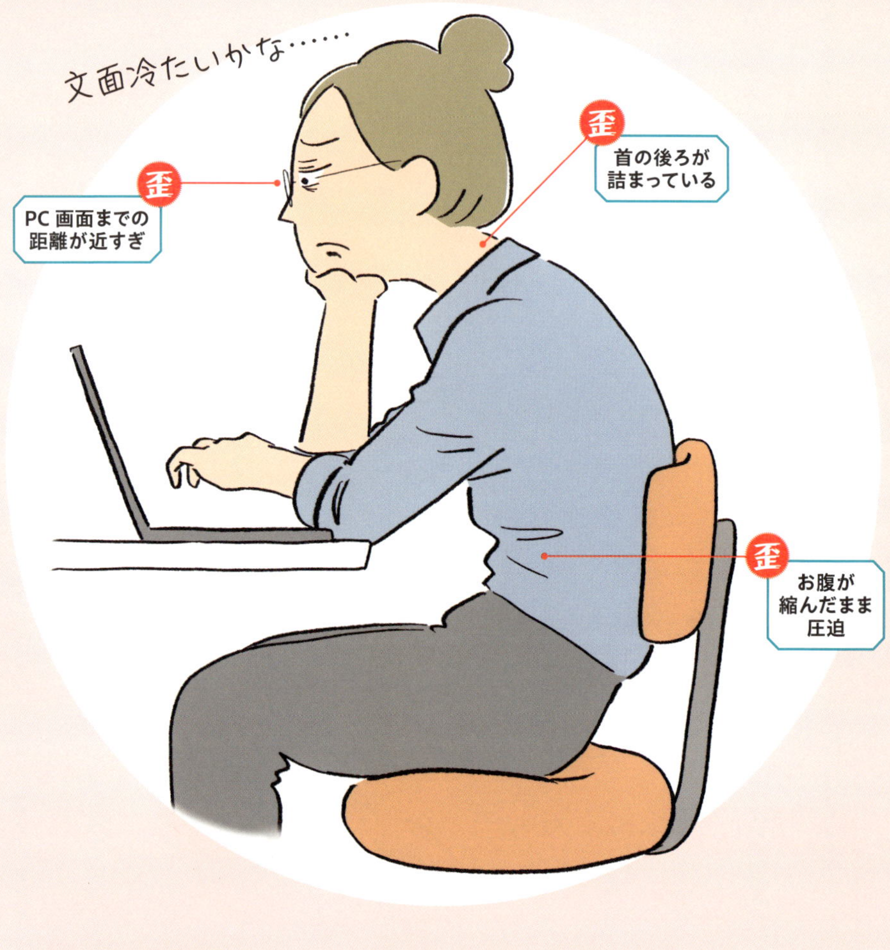
文面冷たいかな……
歪
PC画面までの距離が近すぎ
歪
首の後ろが詰まっている
歪
お腹が縮んだまま圧迫

歪 頭が重すぎて無意識に手で支える

頭の重さは、平均すると4～6kgとボウリングの球くらいあり、それが前に傾くほど首にかかる負担は大きくなります。首の負担をやわらげるために手で支えているのがこの姿勢。肩が上がって首の後ろが緊張するのをはじめ、お腹をギュッと縮めることになるので圧迫の負担も大きいです。また、パソコン作業の場合は、画面との距離が近くなるので、視点固定による目の疲れ（眼精疲労）も出やすくなります。

ゆがみリセット

指3本で眉を押し上げる

疲れた目の緊張をゆるめる！

コレも効く P32

1

人差し指から薬指の3本で眉の真ん中を押し上げる

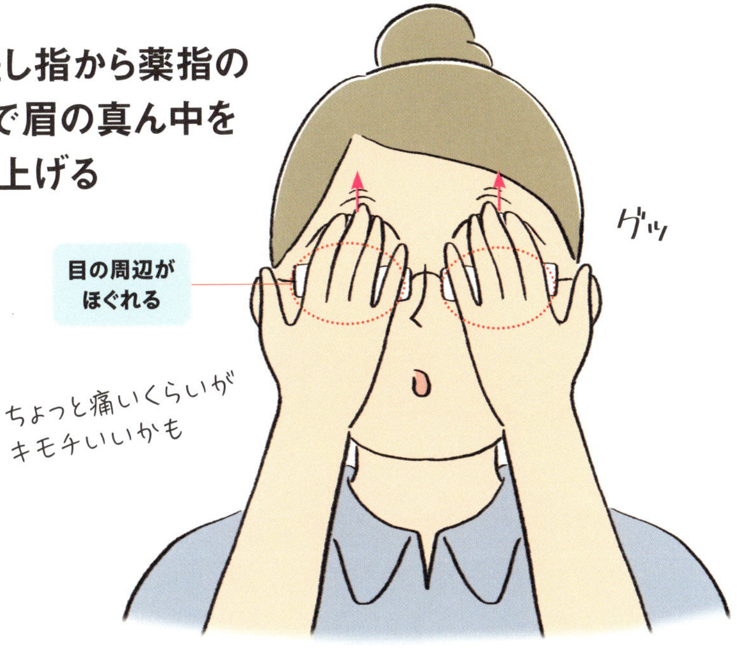
目の周辺がほぐれる
グッ
ちょっと痛いくらいが
キモチいいかも

ココをリセット！

パソコン画面の影響による目の疲れをリセットする方法。一点を集中して見続けることで、目のまわりの筋肉が緊張して硬くなり、血液の循環なども低下。これをほぐすために、眉を押し上げて伸ばします。併せてこめかみまで押しほぐすとよいでしょう。お腹のリセット（P32）もおすすめ。

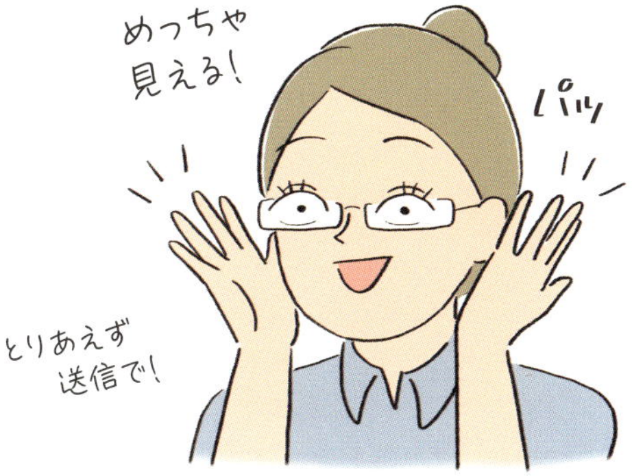
めっちゃ
見える！
パッ
とりあえず
送信で！

ソファーに深く座る

関係する不調・悩み　首こり・肩こり・下腹ぽっこり

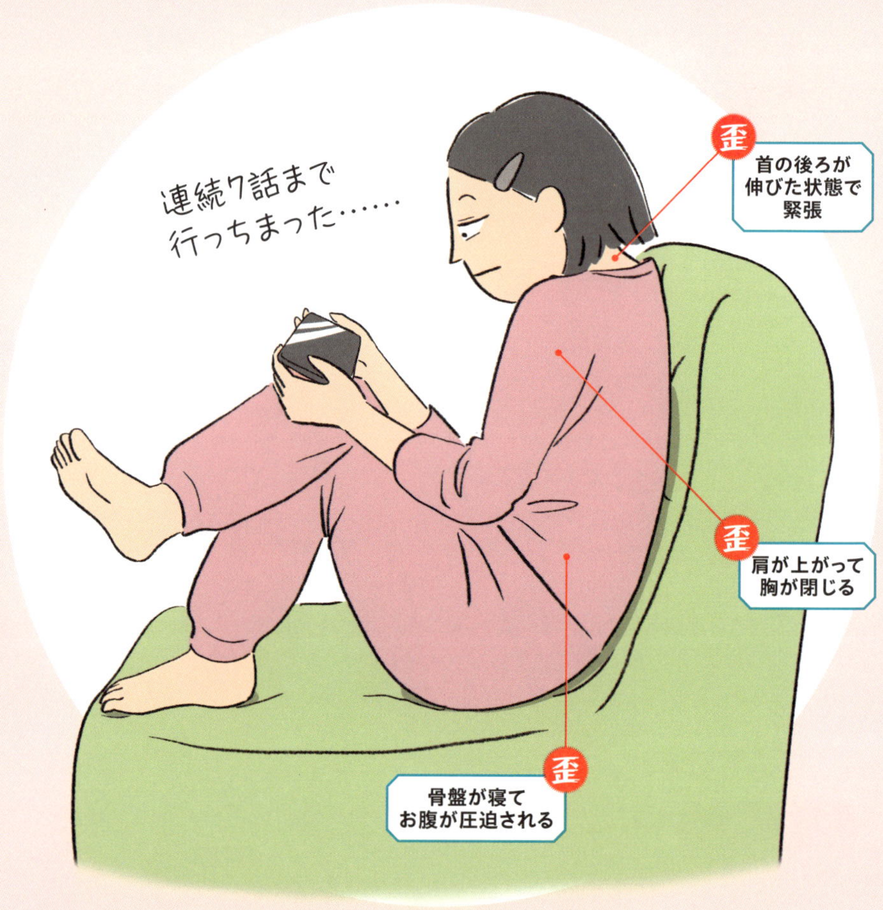
連続7話まで
行っちまった……
歪
首の後ろが
伸びた状態で
緊張
歪
肩が上がって
胸が閉じる
歪
骨盤が寝て
お腹が圧迫される

歪 首の後ろが伸びたまま緊張する

ソファーに深く座りながら、カラダを全体的に丸め込んで座る姿勢。スマホを見たりすると、頭を下方に下げる角度が深くなり、首の後ろを引き伸ばしながら固めることになります。そのため、長時間この姿勢で過ごすと、まず首にこりや痛みを感じることが多く見られます。前方に丸まった状態でギュッと固めているので、首肩はもちろん閉じた胸のあたりの血流が低下し、カラダの前面に圧迫を感じることもあるでしょう。

ゆがみリセット

肩を下げて鎖骨をまわす

肩を大きくまわして全体的にほぐす

コレも効く P31、P85、P109

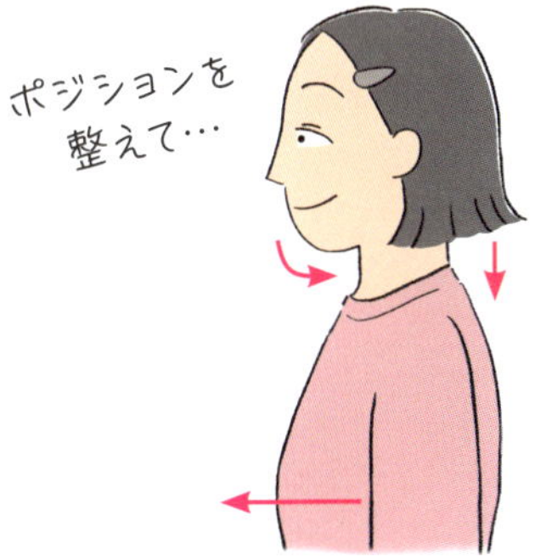
ポジションを
整えて…

1 胸を張り、肩を下げてあごを引く

2 鎖骨のつなぎ目に手を当て、そこを中心に肩を前後に大きくまわす

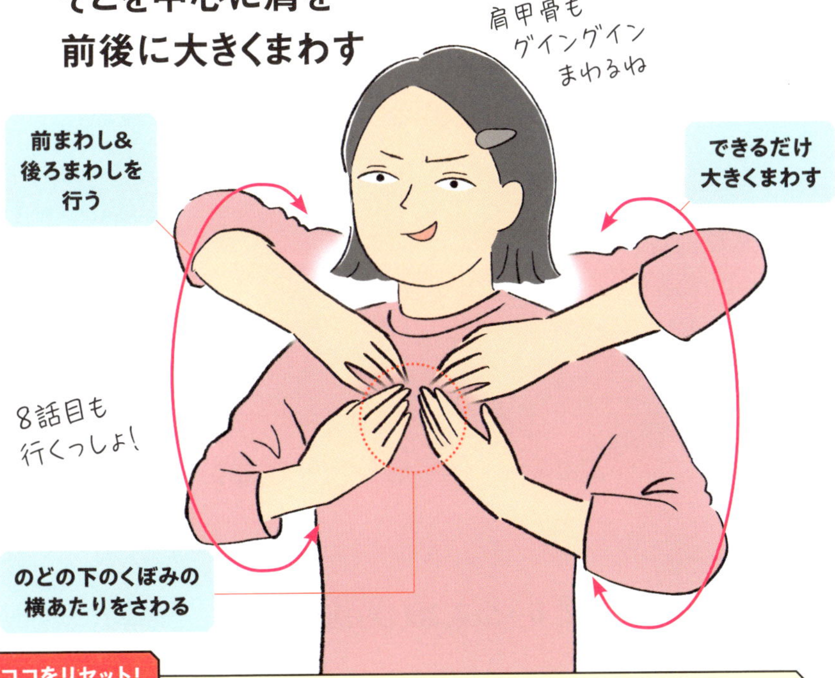
肩甲骨も
グイングイン
まわるね
前まわし&
後ろまわしを
行う
できるだけ
大きくまわす
8話目も
行くっしょ!
のどの下のくぼみの
横あたりをさわる

ココをリセット!

首の後ろが固まっているので、まずは首まわりのストレッチ（P31）などを行いつつ、そのうえで胸や肩甲骨といった首肩まわり全体をゆるめていきます。肩を下げてあごを引いた状態から、鎖骨を動かすイメージで前後に大きくまわすと、首肩全体がフワッと軽く感じるようにほぐれます。

自転車に乗って肩が上がる

関係する不調・悩み　肩こり・腰痛・太ももが太い

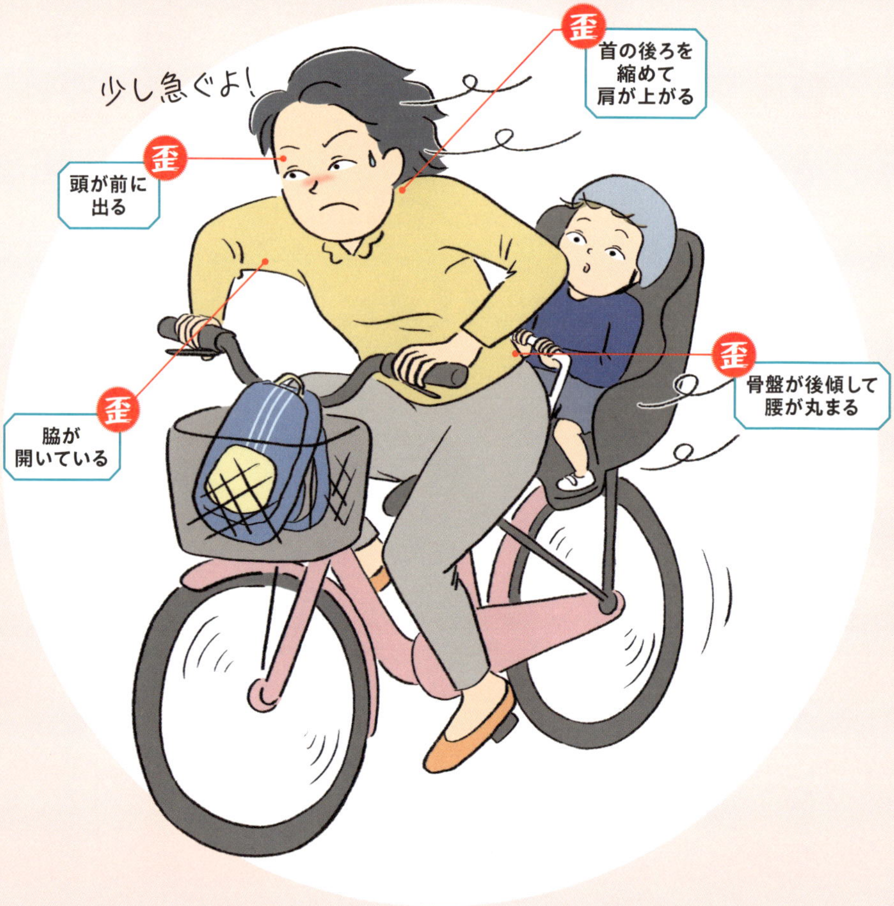
少し急ぐよ！
歪
首の後ろを縮めて肩が上がる
歪
頭が前に出る
歪
骨盤が後傾して腰が丸まる
歪
脇が開いている

歪 骨盤が寝ていると股関節が使えない

肩が上がって首の後ろが縮まった状態になりますが、脇の下の前鋸筋が使えていないと脇が開いて肩が上がりやすくなります。まずは、自転車のサドルの高さなどを適正に調整し、肩を下げて脇を閉じる乗り方を意識しましょう。また、股関節の動きは、骨盤の傾きなどとリンクしているので、骨盤を立てた状態で脚を動かすと、太ももへの負担が減ってラクになります。

ゆがみリセット

座って骨盤を立てながらもも上げ

股関節を機能させるために骨盤を立てる

コレも効く P31、P77、P111

1

イスに座って
鼠《そ》径《けい》部《ぶ》をさわりながら
骨盤を立てる

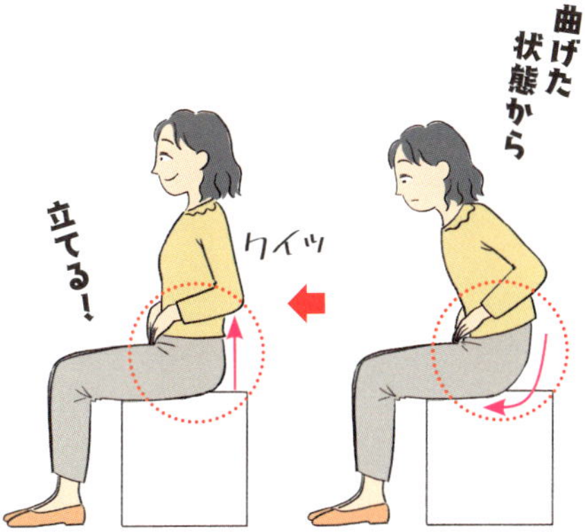
曲げた状態から
クイッ
立てる！

2

そのまま
足踏みを
する

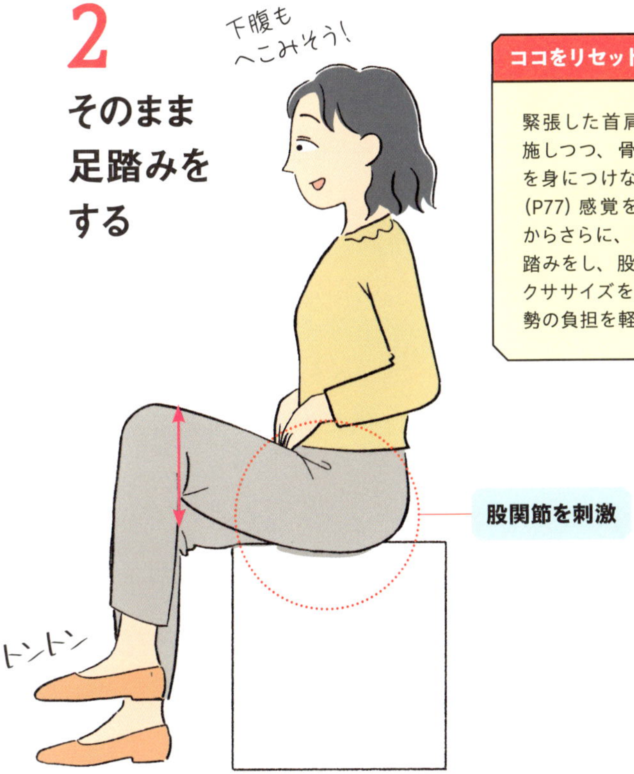
下腹もへこみそう！
股関節を刺激
トントン

ココをリセット！

緊張した首肩のリセット（P31）を実施しつつ、骨盤を立てる動き（P111）を身につけながら、股関節を曲げる（P77）感覚を養っていきます。そこからさらに、骨盤を立てた状態で足踏みをし、股関節を適切に動かすエクササイズを行いながら、偏った姿勢の負担を軽減していきます。

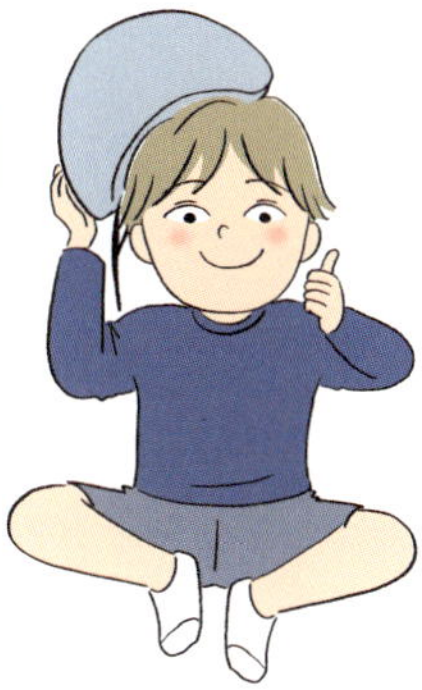

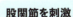

自動車の運転で腰を丸める

関係する不調・悩み 腰痛・下腹ぽっこり・巻き肩

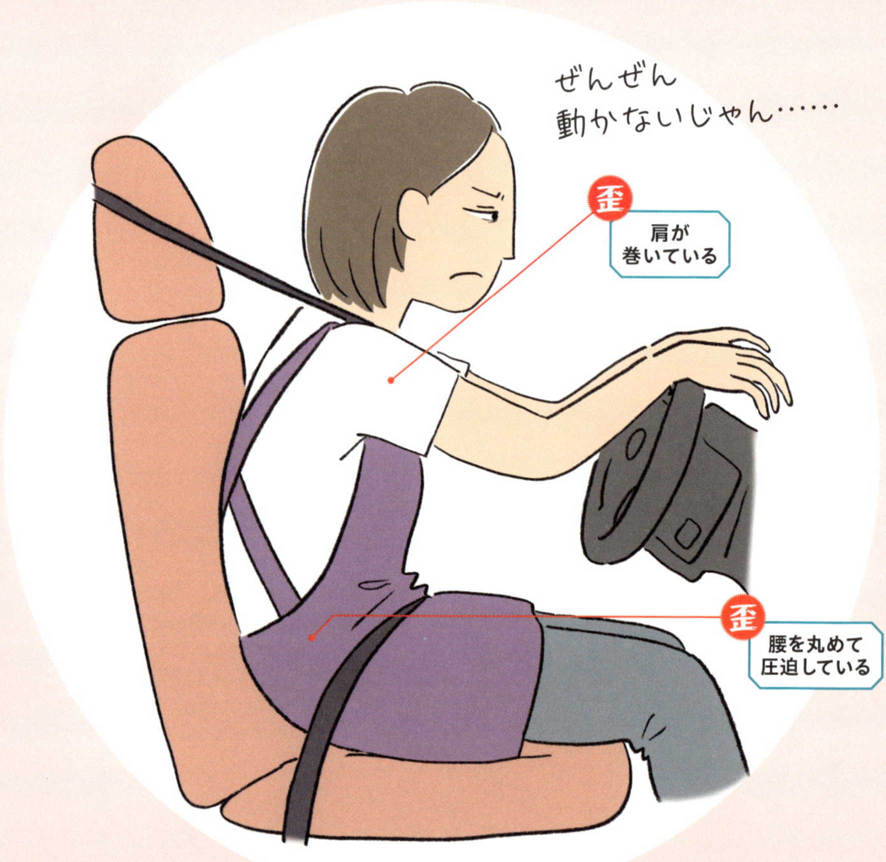
ぜんぜん
動かないじゃん……
歪
肩が
巻いている
歪
腰を丸めて
圧迫している

歪 腰を丸めて座席に押しつけている

長時間の運転で、一番影響を受けるのは腰です。座席は、ちょうど腰をすっぽり包み込むような形状をしており、安全のためシートベルトを締めるため、座席に腰を押しつけたまま、ガッチリ固定されることになります。しかも、骨盤が後傾した状態で座る「仙骨座り」になっているので、腰の骨が後方に弯曲したまま固まります。これが常態化した場合は、腰痛や、下腹がぽっこり出るなどの悩みにつながっていきます。

ゆがみリセット

鼠径部から立位体前屈

腰から太ももの裏にかけて固まった筋肉をゆるめる！

コレも効く P49、P67、P87

1 立って両手で鼠径部をさわる

休憩のときにやるのね！
太もものつけ根が目安

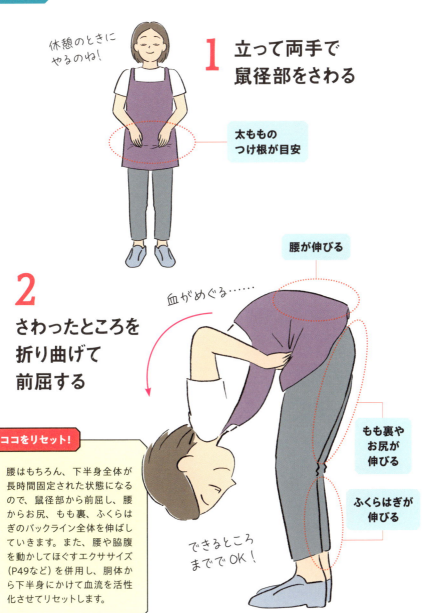

2 さわったところを折り曲げて前屈する

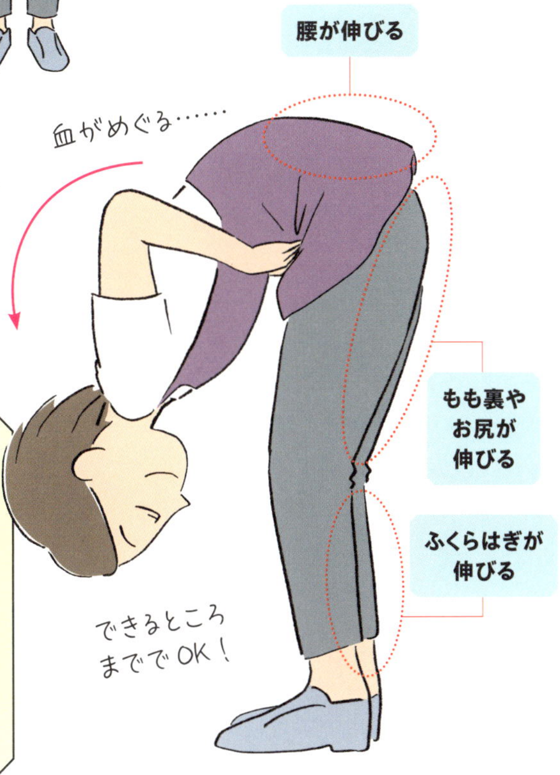
血がめぐる……
腰が伸びる
もも裏やお尻が伸びる
ふくらはぎが伸びる
できるところまででOK！

ココをリセット！

腰はもちろん、下半身全体が長時間固定された状態になるので、鼠径部から前屈し、腰からお尻、もも裏、ふくらはぎのバックライン全体を伸ばしていきます。また、腰や脇腹を動かしてほぐすエクササイズ(P49など)を併用し、胴体から下半身にかけて血流を活性化させてリセットします。

長時間のあぐら

関係する不調・悩み　首こり・肩こり・腰痛・二重あご・下腹ぽっこり

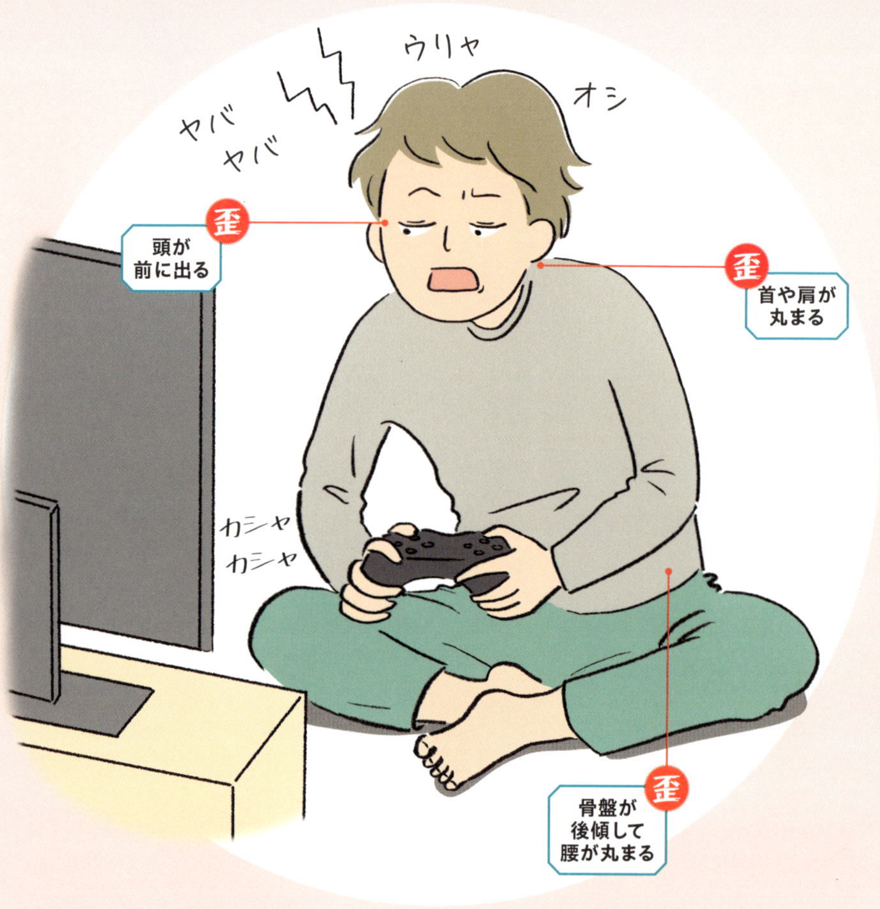
ヤバ
ヤバ
ウリャ
オシ
カシャ
カシャ
歪
頭が
前に出る
歪
首や肩が
丸まる
歪
骨盤が
後傾して
腰が丸まる

歪 骨盤の後傾のせいで首が丸まる

あぐら自体はそこまで悪くはないのですが、ずっと床に座っていると首肩や腰がとても疲れます。あぐらの場合は、基本的に骨盤が後傾しているために、それとバランスをとろうと頭が前に垂れて、首肩が丸まってしまいます。頭の重さによる首肩への負担が大きくなるのは当然ですが、前かがみになることで、カラダの前面が縮こまって圧迫されてしまう負担も大きいといえます。

ゆがみリセット

床でバンザイして肩を入れる

背骨（胸椎）を伸ばしてポジションをリセット！

コレも効く P31、P85

1 四つんばいになって、両手を前方に置く

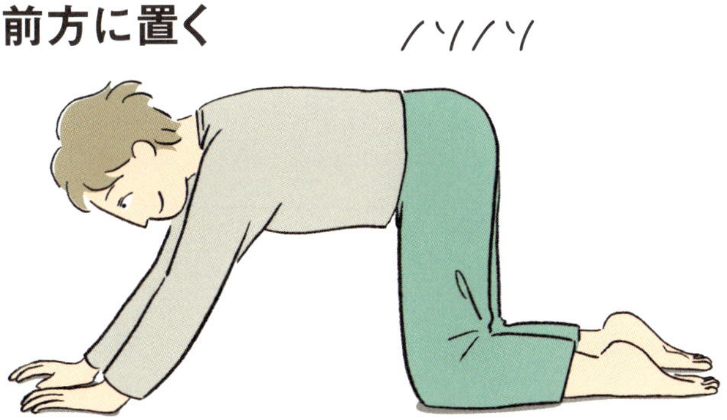
ノソノソ

2 腰を落として肩を頭の後ろまで押し込む

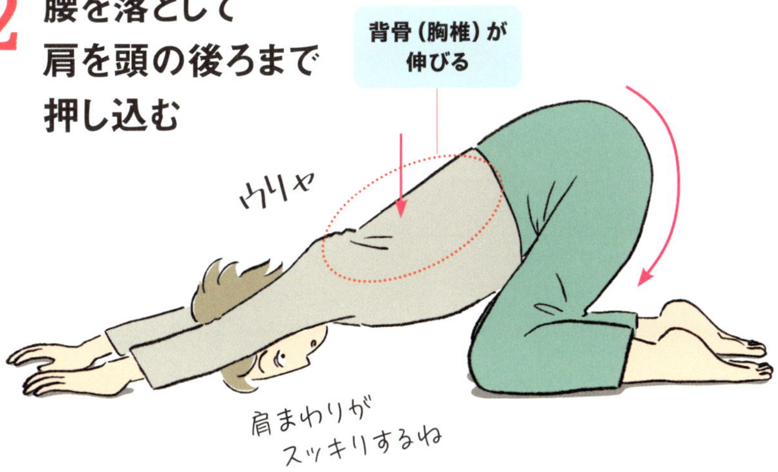
背骨（胸椎）が伸びる
ウリャ
肩まわりが
スッキリするね

ココをリセット！

首の後ろが疲れている場合は、首の後ろのストレッチ（P31）などで、ダイレクトにゆるめることが効果的です。また、背中を丸めてカラダの前面を縮めていたストレスを解消するため、逆の動きで前面を伸ばしてバランスを整えます。肩甲骨を押し込み、胸椎を伸ばすイメージでやりましょう。

ソファーの上で横座り

関係する不調・悩み 片脚重心・下腹ぽっこり

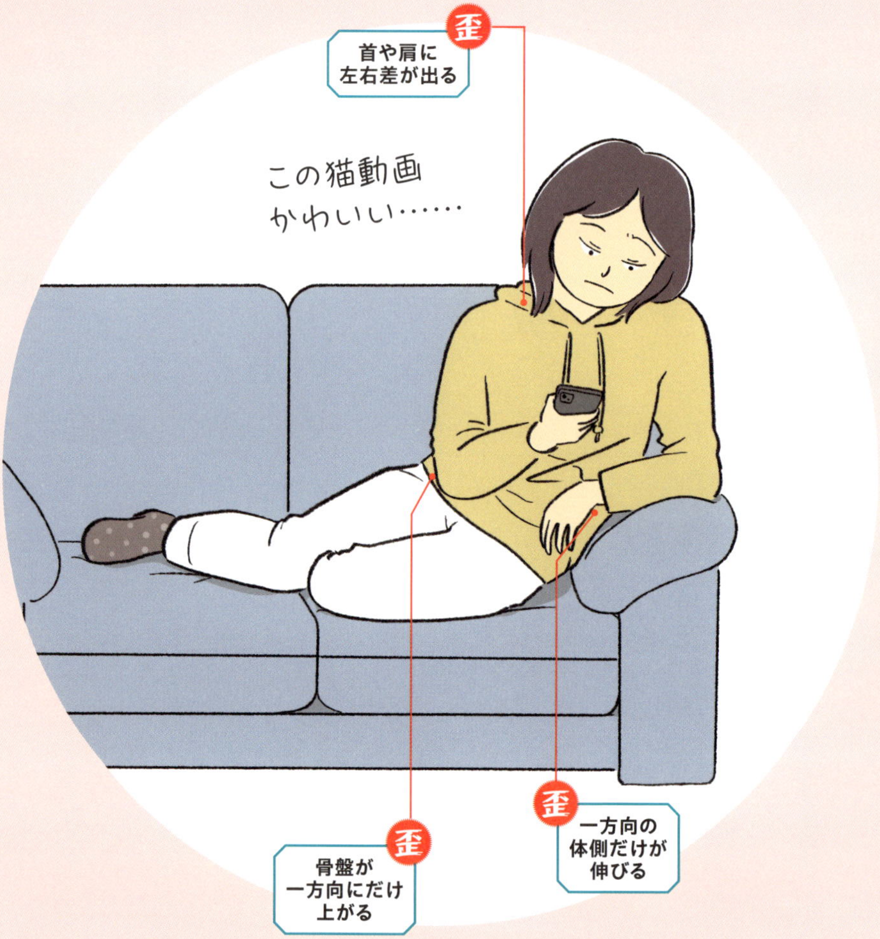

歪 一方向の体側《たいそく》が伸びすぎて力が抜ける

ソファーで横座りも長時間にわたると姿勢のゆがみにつながります。いつも同じ方向にカラダを曲げて座ると、一方向の体側（下側）が伸ばされ続けることになります。すると、力が抜けやすくなって、普段の立ち姿勢のゆがみ（片脚重心など）にも影響してきます。この場合、有効な対策としては、こまめに向きを変えて座ること。左右の偏りが出ないように、左右バランスよく座ることが重要です。

ゆがみリセット

立ってひじ&ひざタッチ

体幹の左右差を均等に整える！

コレも効く　P65、P87、P91

1 立って両手を頭の後ろに添える

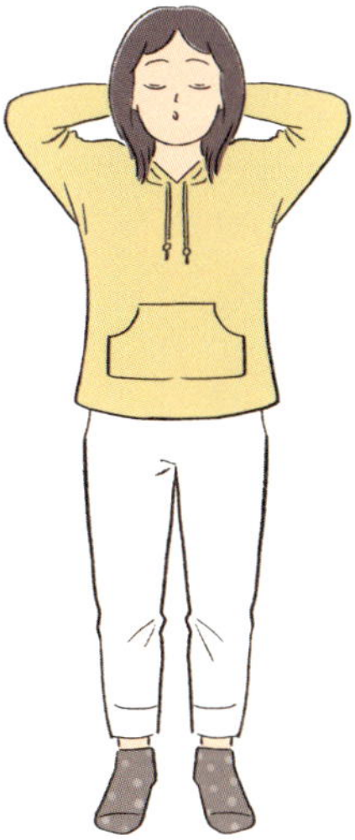
30〜60分
座ったら
やると
いいって

2 左右交互にカラダを曲げ、同じ側のひじとひざをタッチ

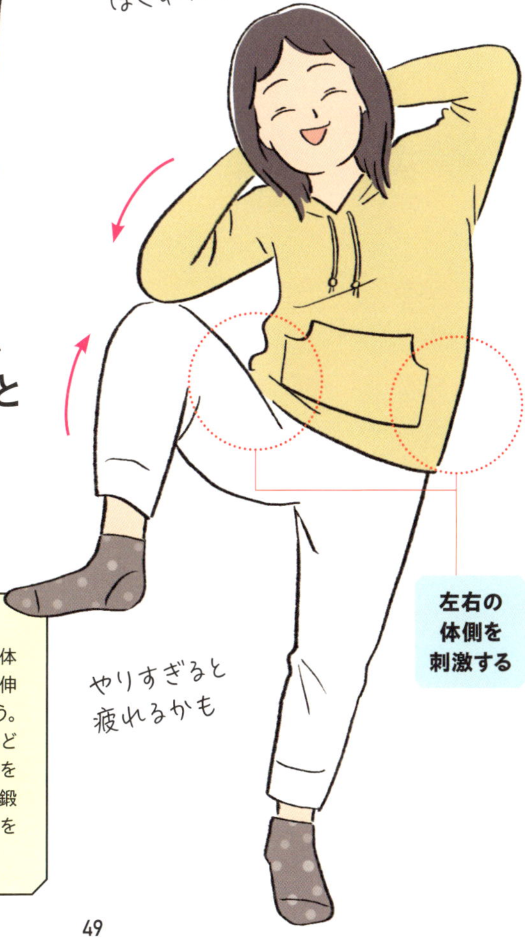
胴まわりが
ほぐれたなあって感じるくらい
左右の
体側を
刺激する
やりすぎると
疲れるかも

ココをリセット！

まずは、縮こまった方向（上側）の体側を脇腹のストレッチ（P87）などで伸ばして左右のバランスを整えましょう。骨盤を左右に動かす運動（P65）なども効果的です。さらに、ひじとひざをタッチする運動で、体幹の筋力を鍛えながら、左右の動きのバランスを整えていきます。

正座で腰が丸まる

関係する不調・悩み　腰痛・ひざ痛・O脚

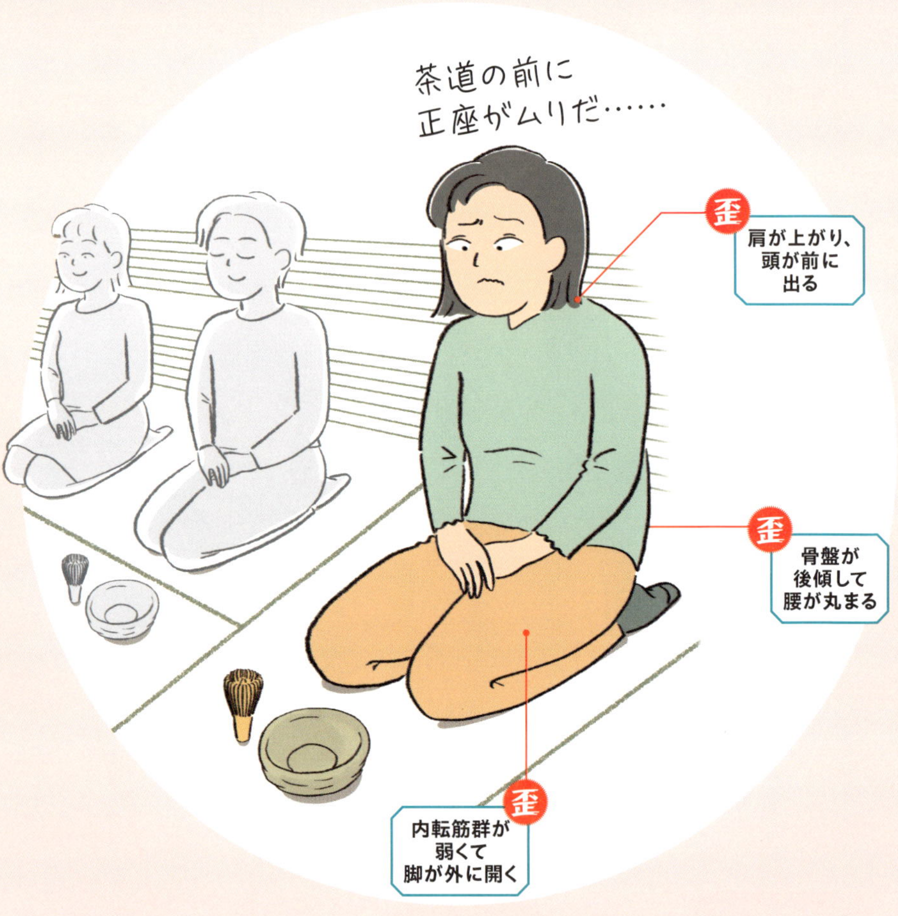
茶道の前に
正座がムリだ……
歪
肩が上がり、頭が前に出る
歪
骨盤が後傾して腰が丸まる
歪
内転筋群が弱くて脚が外に開く

歪 姿勢のゆがみのせいで正座ができない

ひざや足首が硬い人は、そもそも正座ができない場合もありますが、正座をしなければいけないときに、骨盤が寝てしまっているケースが多く見られます。骨盤が後傾して寝てしまうと、股関節が外側に回転して、両ひざが開くような形になり、つま先の向きもまっすぐではなく、ハの字になりやすくなります。両脚を閉じられない場合は、内ももの力が弱く、ひざ痛やO脚につながりやすいと考えられます。

ゆがみリセット

四つんばいでバックキック

脚を閉じる力を鍛える！

コレも効く P59、P63、P111

1 四つんばいになって両脚を閉じる

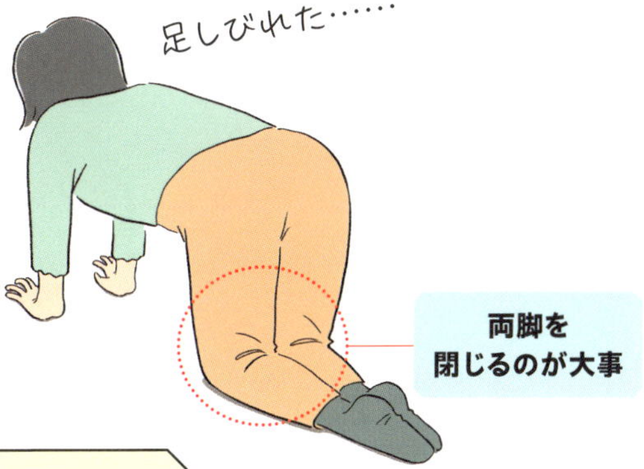
足しびれた……
両脚を閉じるのが大事

ココをリセット！

脚を閉じる力が弱いことが考えられるので、内ももにある内転筋群を刺激して鍛えていきます。内転筋群は脚を閉じるだけでなく、伸ばすときにも機能するので、両脚を閉じながら脚の内側をすらせるように後方に伸ばすと、効果的に鍛えられます。骨盤を立てる運動（P63）なども一緒に。

2 片脚を後方に伸ばし、元に戻してくり返す

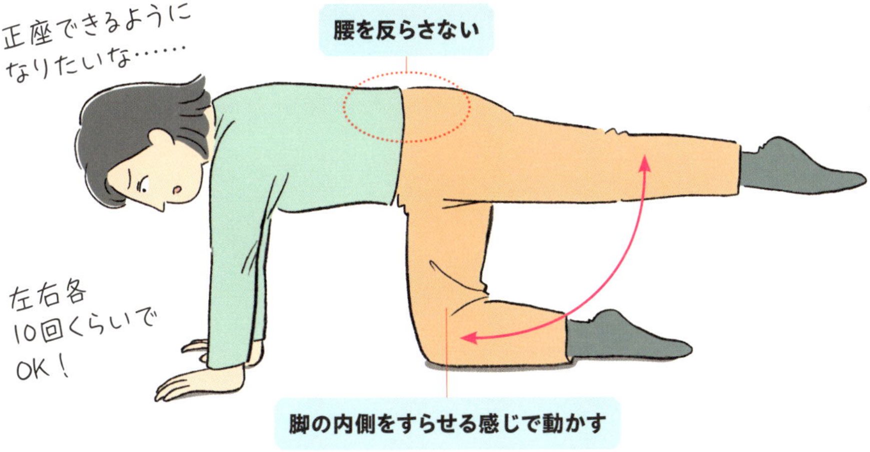
正座できるようになりたいな……
腰を反らさない
左右各10回くらいでOK！
脚の内側をすらせる感じで動かす

通称「女の子座り」

関係する不調・悩み　腰痛・ひざ痛・太ももが太い・X脚

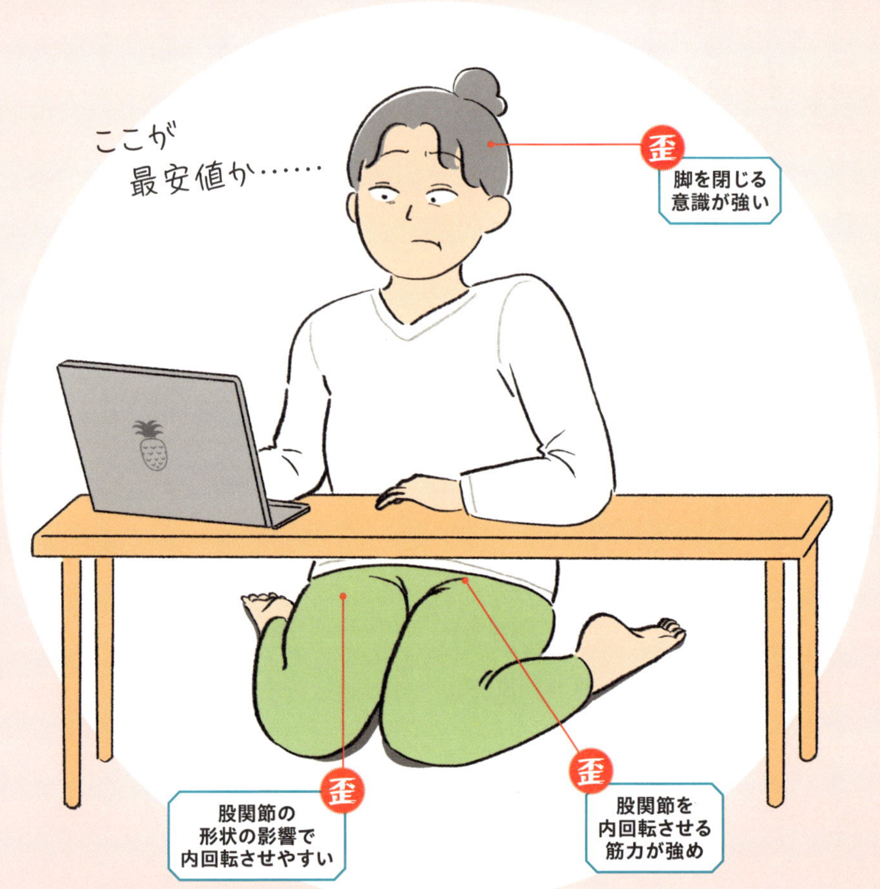

歪 股関節の形状の影響もある

女性の股関節の形状は、太ももの骨と連結する骨盤側のソケットに当たる部分が男性よりも浅いので、内側に太ももを回転させやすい構造になっています。そのため、女性は両脚を内回転させる座り方が自然にできるものと考えられます。また、女性は習慣的に両脚を閉じる意識が強く働くため、バランス的に脚を内回転させながら閉じる傾向があり、その分ひざ痛やX脚につながるリスクが高くなります。

ゆがみリセット

クラムシェル（両ひざ開き）

股関節を外側に回転させる筋肉を刺激する

コレも効く　P55

1 横向きに寝て、両ひざをそろえて90°曲げる

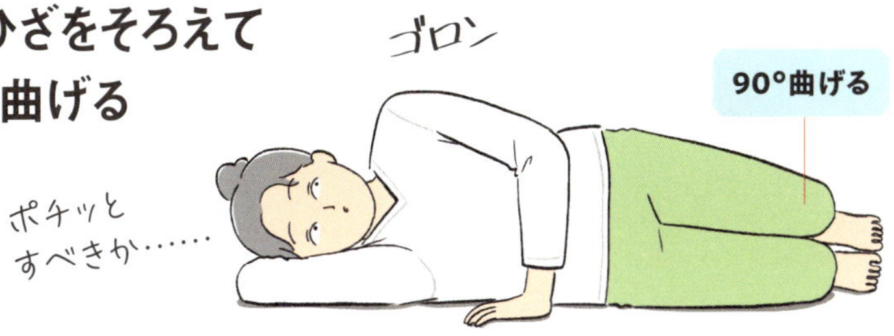
ゴロン
90°曲げる
ポチッと
すべきか……

2 上側のひざを開く。これを反復して左右反対側も行う

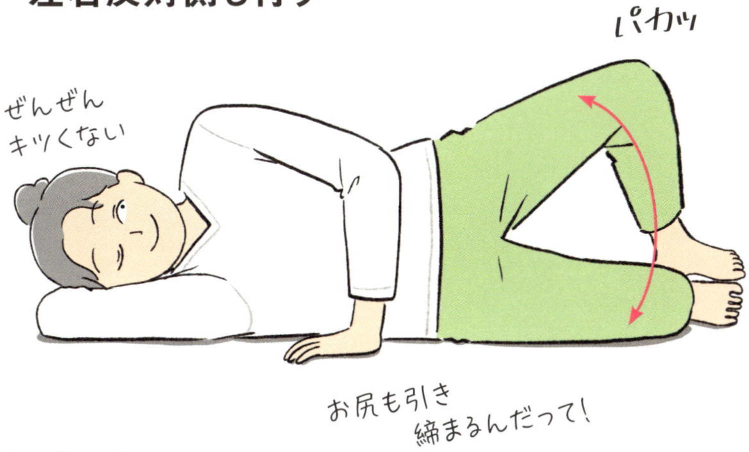
パカッ
ぜんぜん
キツくない
お尻も引き
締まるんだって！

ココをリセット！

股関節を内回転させる傾向に偏っている状態なので、逆に外回転させる筋肉を刺激し、股関節の回転に関わる筋肉のバランスを整えていきます。ひざを外側に開いて閉じるをくり返すカンタンな運動ですが、股関節を交互に回転させる運動（P55）も併せて行うとさらに有効です。

床の上で横座り

関係する不調・悩み　片脚重心・下腹ぽっこり

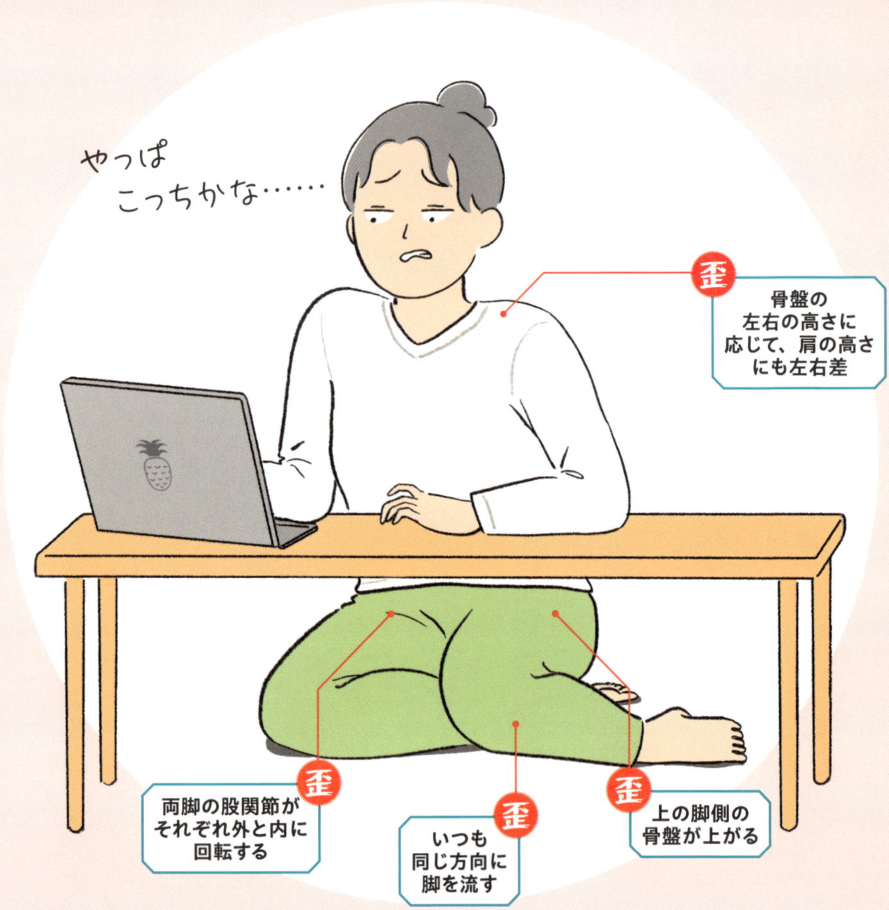
やっぱ
こっちかな……
歪
骨盤の
左右の高さに
応じて、肩の高さ
にも左右差
歪
両脚の股関節が
それぞれ外と内に
回転する
歪
いつも
同じ方向に
脚を流す
歪
上の脚側の
骨盤が上がる

歪 股関節の回転方向に偏りが生じる

床の上に横座りする場合は、体幹のひねりより股関節の回転に影響を受けるため、左右どちらかの決まった方向に座っていることが多いと思います。股関節のやわらかさや、動かしやすさに左右差が生じやすいためです。左に脚を流す場合は、右の股関節が外回転、左が内回転となり、左右の回転方向が異なります。この左右の偏りは、片脚重心などの姿勢にも影響するのでバランスを意識することが大切です。

ゆがみリセット

ひざ立て股関節ワイパー

股関節の動きの左右差を整える!

コレも効く P49、P53、P87

1 あお向けになって、両ひざを立てながら少し開く

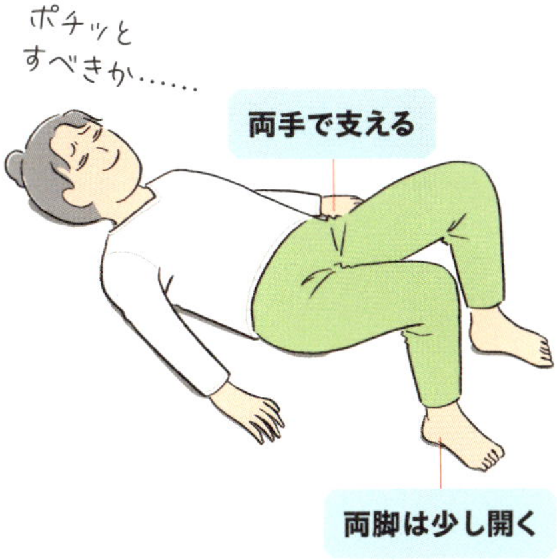
ポチッと
すべきか……
両手で支える
両脚は少し開く

2 両ひざを左右交互に倒す

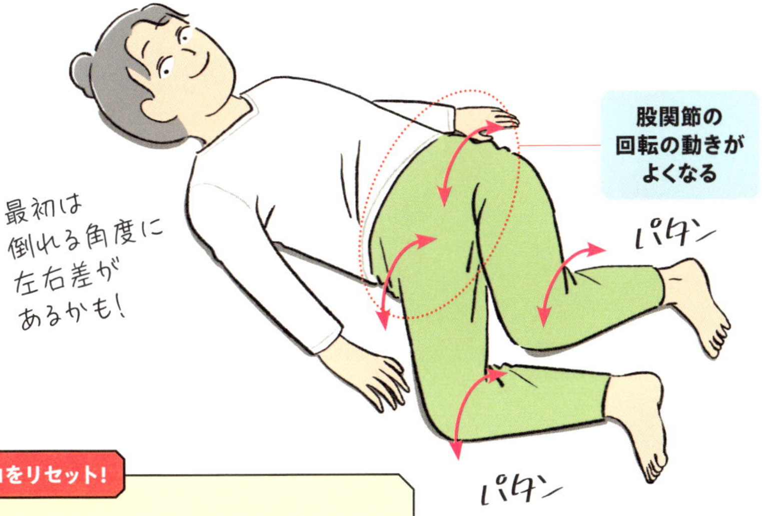
股関節の
回転の動きが
よくなる
最初は
倒れる角度に
左右差が
あるかも!
パタン
パタン

ココをリセット!

股関節を左右交互に回転させることで、股関節の左右差をできるだけ解消できるようにします。動かすうちに、徐々に均等に動かせるようになってきます。また、骨盤の高さ、脇腹の硬さの左右差も改善するため、脇腹のストレッチ（P87）やエクササイズ（P49）でリセットすることもおすすめ。

長時間のしゃがみ

関係する不調・悩み　腰痛・ひざ痛・足首が太い

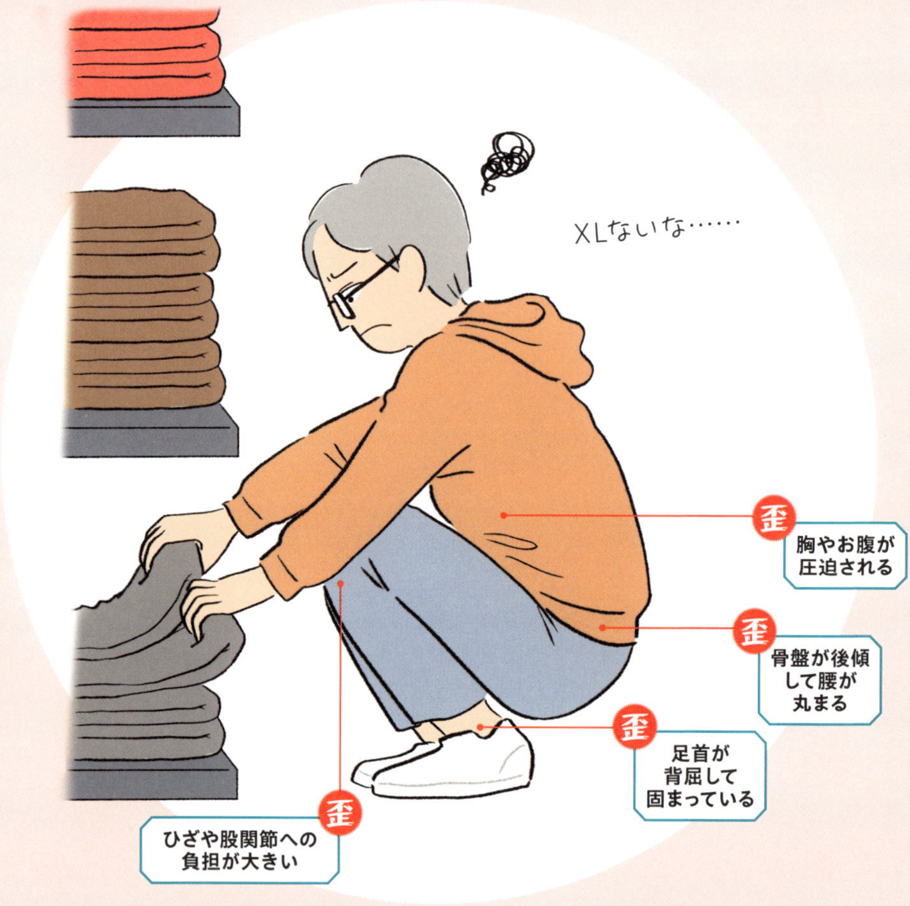
XLないな……
歪
胸やお腹が圧迫される
歪
骨盤が後傾して腰が丸まる
歪
足首が背屈して固まっている
歪
ひざや股関節への負担が大きい

歪 足首が曲がった（背屈）状態で固まる

しゃがむのが不得意だという人は、背骨（腰）、股関節、足首が硬いというケースがほとんど。長時間しゃがむことになると、腰が疲れてくる人や、足首に痛みを感じる人などが多く見られます。特に股関節や足首は、ほぼいっぱいまで曲げることになるので、十分なやわらかさがないと、そもそもしゃがめない場合もあります。腰痛、ひざ痛、足首痛など下半身の関節に関わる痛みや不調の原因になります。

ゆがみリセット

足首の曲げ伸ばし

長時間のしゃがみで固まった足首をほぐす

コレも効く P77

ココをリセット!

つま先が上に上がった（足首の背屈）状態で固まっているので、つま先を下げる逆の動き（足首の底屈）を交互にくり返して、足首の緊張をリセットします。また、股関節をしっかり曲げることもしゃがみ姿勢では重要になるので、股関節を刺激する運動（P77）も併せて実施しましょう。

1 つま先をタテに動かし、足首を曲げて伸ばす。左右反対側も行う

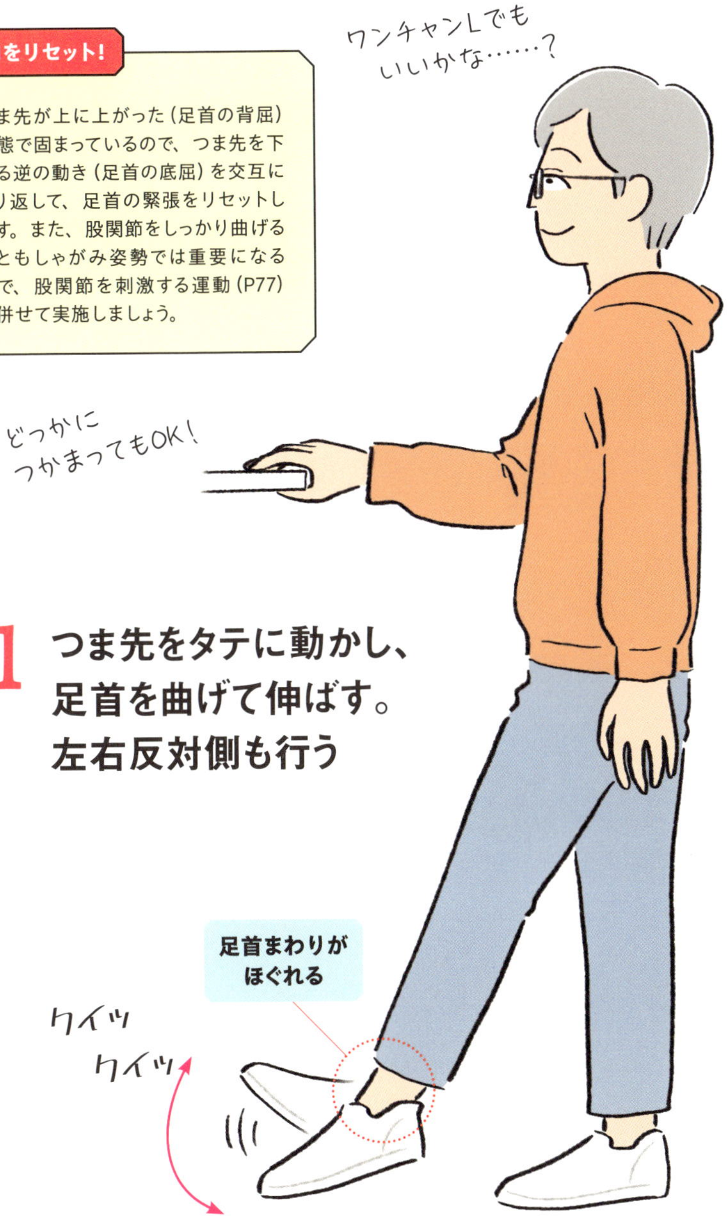
ワンチャンLでも
いいかな……？
どっかに
つかまってもOK！
足首まわりがほぐれる
クイッ
クイッ

座り姿勢のゆがみ図鑑
13

スマホ没入座り

関係する不調・悩み　首こり・肩こり・下腹ぽっこり

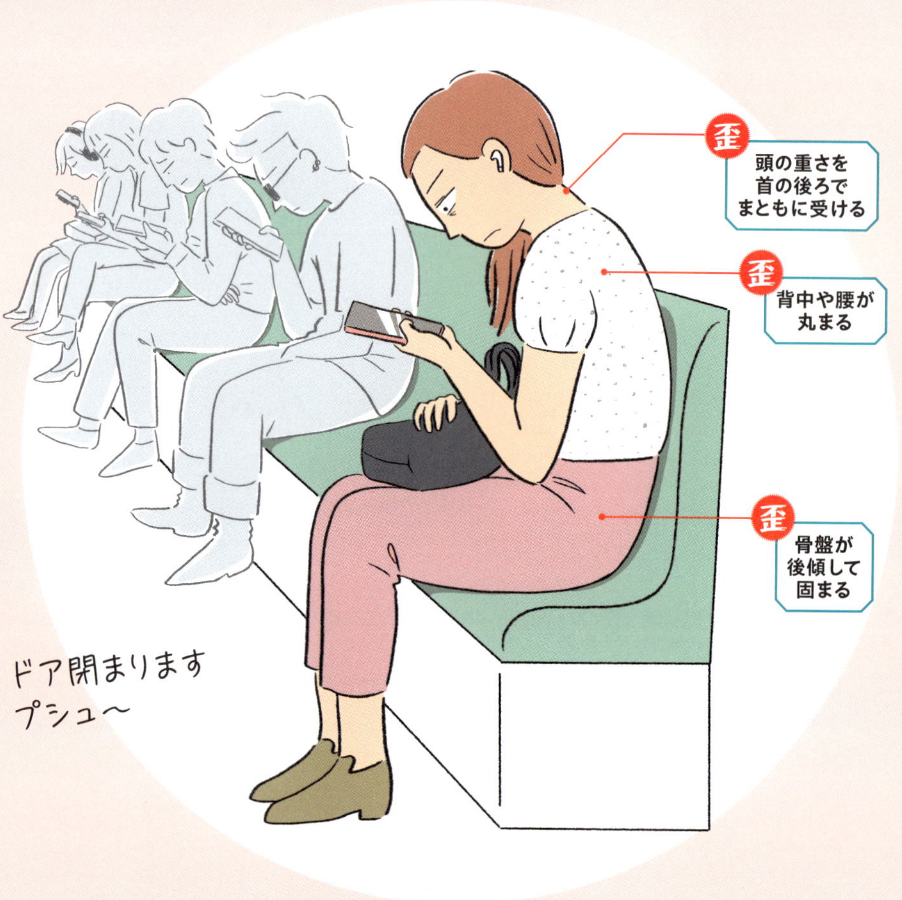

歪
頭の重さを
首の後ろで
まともに受ける
歪
背中や腰が
丸まる
歪
骨盤が
後傾して
固まる
ドア閉まります
プシュ〜

歪 体幹の力が弱くなっている

電車の車内などで多く見られる、小さなスマホ画面に没入するように、頭を過度に下げて背中を丸めて座る姿勢。頭の下がる角度が深くなるので、それだけ首肩への負担が大きくなり、肩こりやストレートネックの原因になります。また、骨盤を後傾させたうえ、お腹を縮めて圧迫するため、下腹がぽっこり出やすい状態でもあります。そもそもカラダを支える体幹の力が、弱まっている傾向にあるとも考えられます。

ゆがみリセット

ダイアゴナル（対角伸ばし）

背骨を中心とした体幹のポジション改善！

コレも効く　P31、P47、P63

1 四つんばいになる

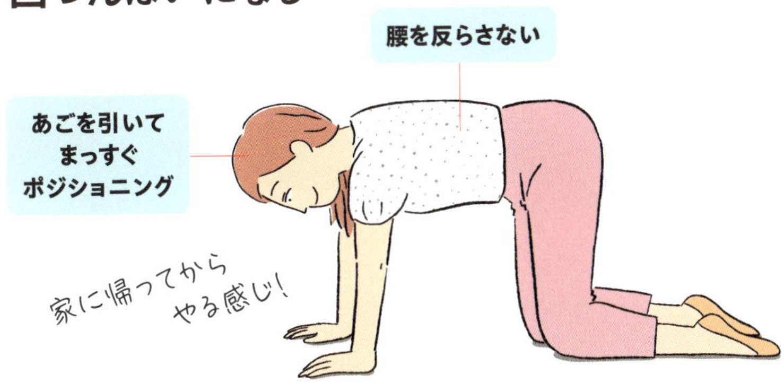
腰を反らさない
あごを引いて
まっすぐ
ポジショニング
家に帰ってから
やる感じ！

2 対角にある腕と脚を前後に伸ばす。左右反対側も行う

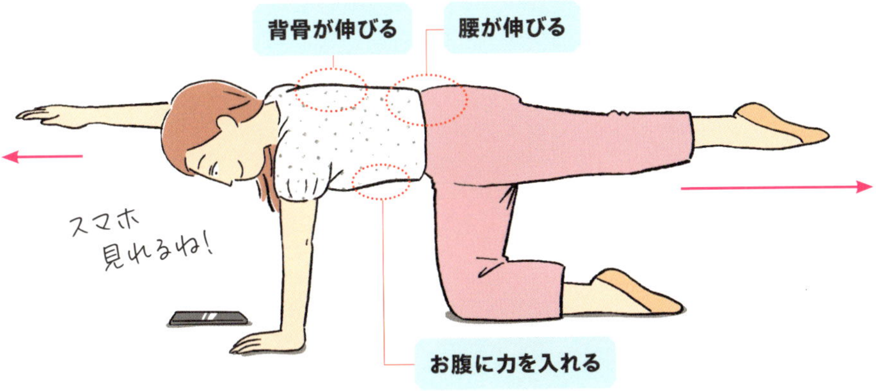
背骨が伸びる
腰が伸びる
スマホ
見れるね！
お腹に力を入れる

ココをリセット！

丸めて縮こまった背骨（特に胸椎）を伸ばしてリセットしながら、あごを引き、お腹に力を入れるという体幹を支える力を強化していきます。また、頭の重さで引っ張られて緊張した首肩をストレッチ（P31）でゆるめ、腰を押しながらほぐすリリース法（P63）も一緒にやりましょう。

長座で腕支え

関係する不調・悩み 首こり・肩こり・いかり肩

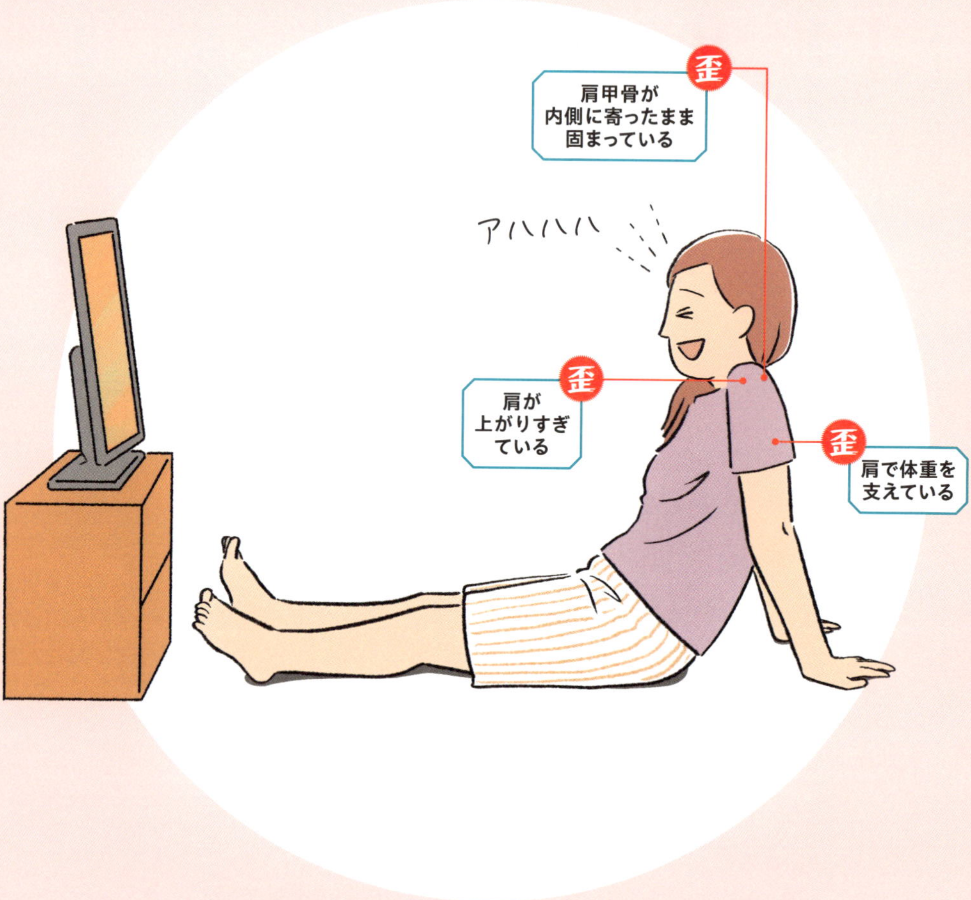

歪 肩甲骨が内側に寄った状態で肩が上がる

両腕を支えに体重をかけて寄りかかりながら脚を伸ばして座る姿勢。両腕が外回転し、肩甲骨が内側に寄りながら肩が上がるという、前かがみの姿勢（肩甲骨が外に開く）とは少し異なる首肩の緊張を起こします。ずっとこの姿勢を続けていると、やはり肩や腕に疲れが出てきて、首肩のこりや、いかり肩などの原因になります。肩が上がりっぱなしになってしまうのが問題です。

ゆがみリセット

床を押しながら首をまわす

肩を下げる筋肉を使いながら首まわりをほぐす

コレも効く P85、P103

1 長座で上半身をまっすぐ起こし、両手をカラダの脇に置く

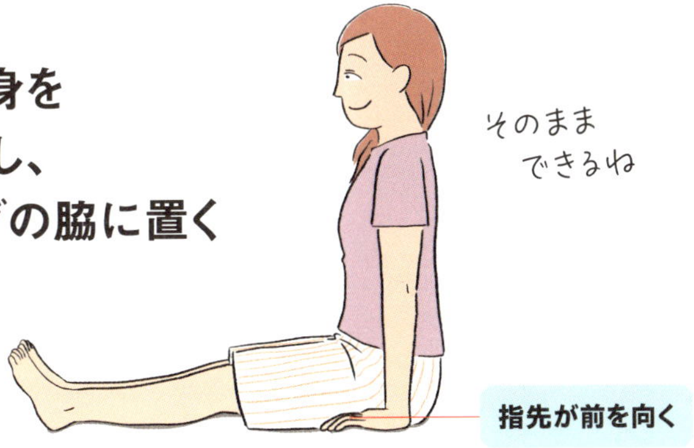
そのまま
できるね
指先が前を向く

2 肩を下げて床を押す

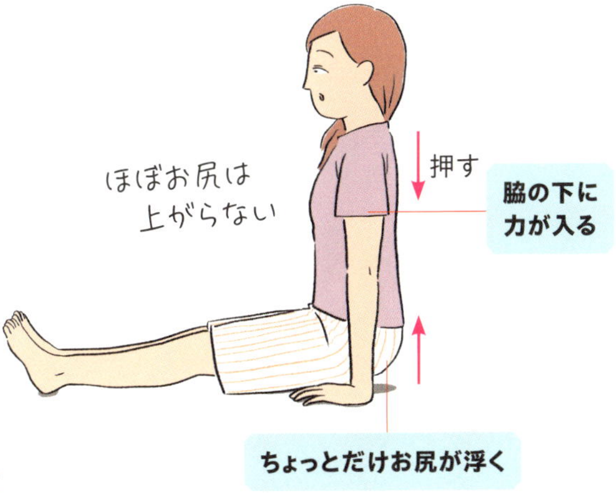
ほぼお尻は
上がらない
押す
脇の下に
力が入る
ちょっとだけお尻が浮く

3 そのまま首を前後左右にまわす

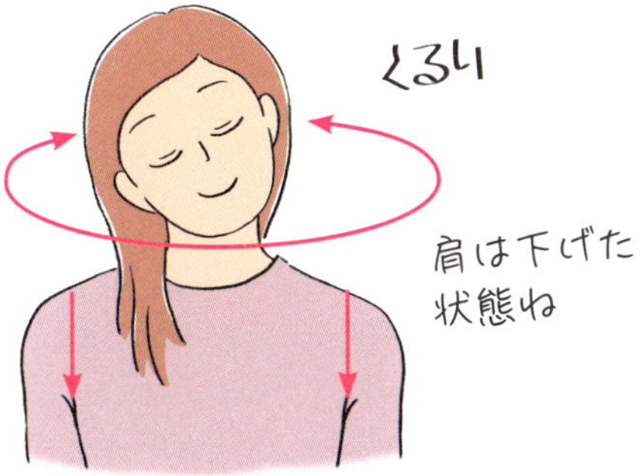
くるり
肩は下げた
状態ね

ココをリセット！

肩甲骨を内側に寄せた状態で肩が上がって固まっているゆがみ。これを逆に床を押しながら肩を下げて首肩まわりをリセットします。脇の下の前鋸筋や、肩甲骨の下側にある僧帽筋の下部を刺激し、あごを引いて肩を下げる適切なポジショニングに整えます。首をまわすと、さらにほぐれます。

狭い座席で背もたれひざ押し座り

関係する不調・悩み　腰痛・下腹ぽっこり

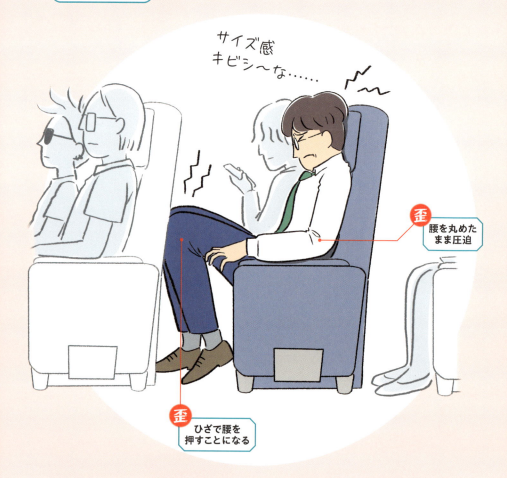

歪 腰の圧迫による負担は大きい

座席の前後の間隔が狭い場合に、やむなくひざで前席の背もたれを押しながら、腰を丸めて座る姿勢。カラダのサイズが大きい人によく見られるケースです。この姿勢の問題点は、腰を丸めた状態で座席に押しつけて圧迫すること。この状態が長時間続くと、腰まわり全体が緊張し、血流の循環なども低下します。骨盤も後傾してしまうので、背中が丸まり、カラダの前面が縮んで圧迫の負担も大きくなります。

ゆがみリセット

腰の押圧リリース

圧迫された腰の緊張をゆるめる！

コレも効く P43、P67

1 親指で肋骨下あたりの腰の筋肉を押す

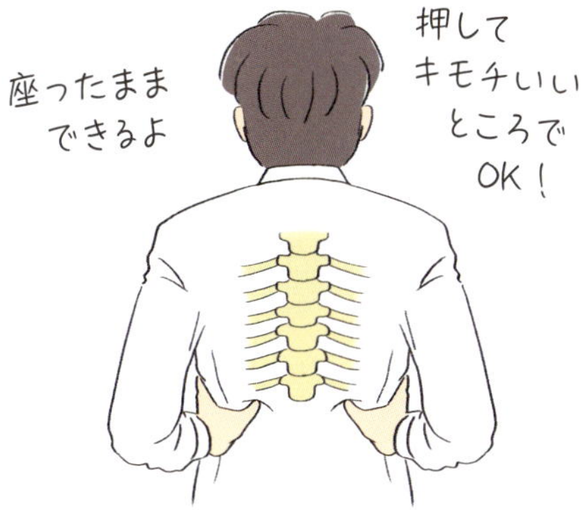
座ったまま
できるよ
押して
キモチいい
ところで
OK！

2 腰を押したまま骨盤を前後に動かす

骨盤を前傾

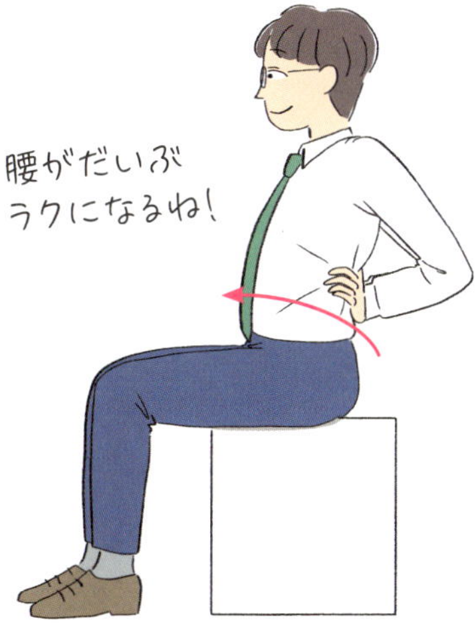
腰がだいぶ
ラクになるね！

骨盤を後傾

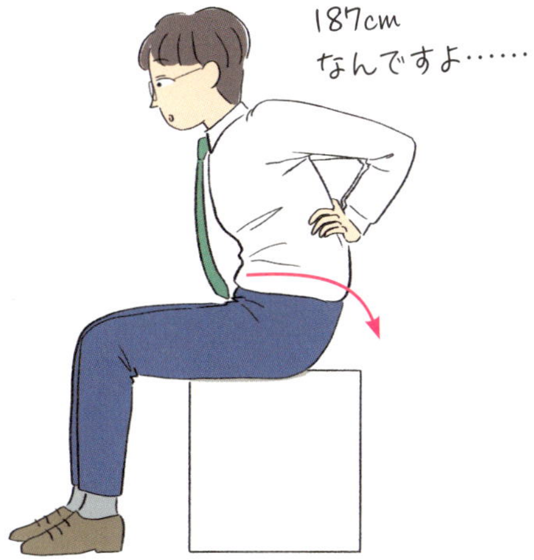
187cm
なんですよ……

ココをリセット！

腰が圧迫された状態で固まっているので、肋骨の一番下あたりの腰の筋肉を親指で押しながら、骨盤を前後に動かしてリリースします。また、この場合は腰の曲げ伸ばしをくり返す運動（P67）や、背中（胸椎）を伸ばしてゆるめるのもおすすめ。こまめに立って歩くことも大事です。

会議中に一方向を見つめてツイスト座り

関係する不調・悩み 腰痛・肩こり・片脚重心

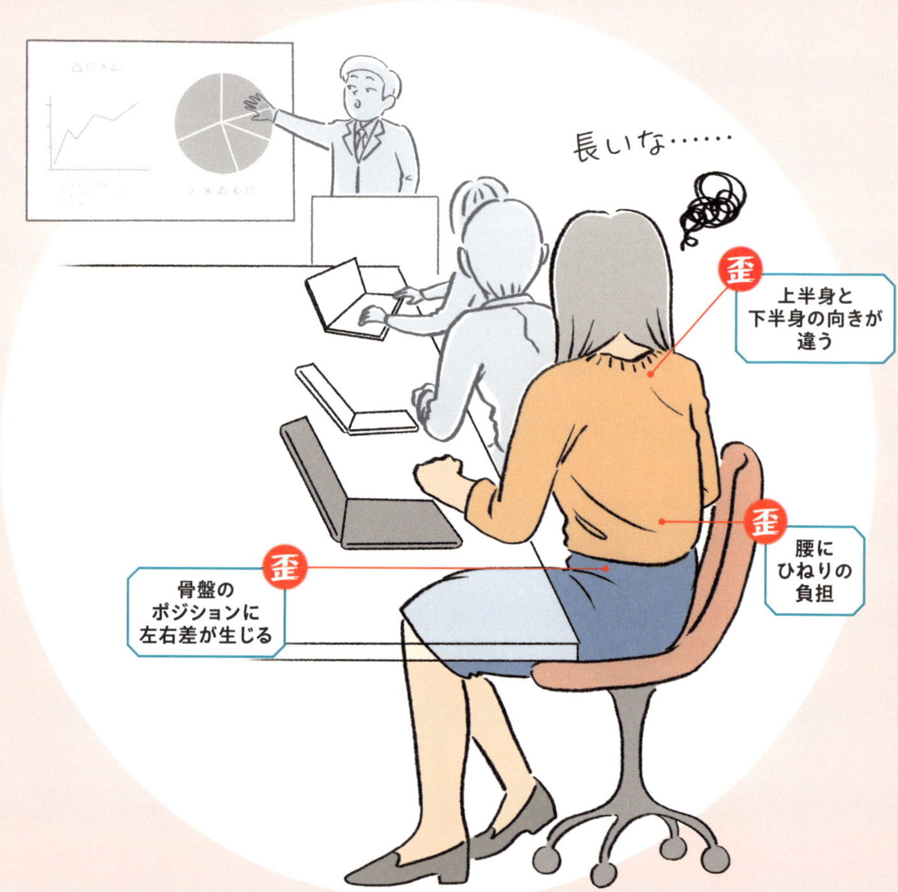
長いな……
歪
上半身と下半身の向きが違う
歪
腰にひねりの負担
歪
骨盤のポジションに左右差が生じる

歪 背骨や骨盤のポジションに左右差

会議室の大テーブルにパソコンを置き、会議のプレゼンの演者の方向を向くことで、上半身と下半身の向きが異なる座り方になるケースもあります。そういう場合は、骨盤の高さや体幹のひねる方向に偏りが生じるので、無意識に左右差のアンバランスを招くこともあります。この場合は、体幹を逆にひねる動きをこまめに入れることも有効な対策となります。首だけをひねる場合も左右差を意識するのは同じ。

ゆがみリセット

座ったまま腰を振る

骨盤を左右に動かしてバランスを整える！

コレも効く　P37、P69、P79

1 イスに座り、骨盤と肩を近づけるように上半身を左右交互に側屈させる

ココをリセット！

座ったままカラダをひねるストレッチ（P37）はその場でもできる対処法。また、腰をツイストする各運動（P69、P79）も左右差を整える有効なリセット法です。また、骨盤の高さの左右差を整えるなら、肩と骨盤を近づけるように左右交互に側屈するエクササイズも効果的です。

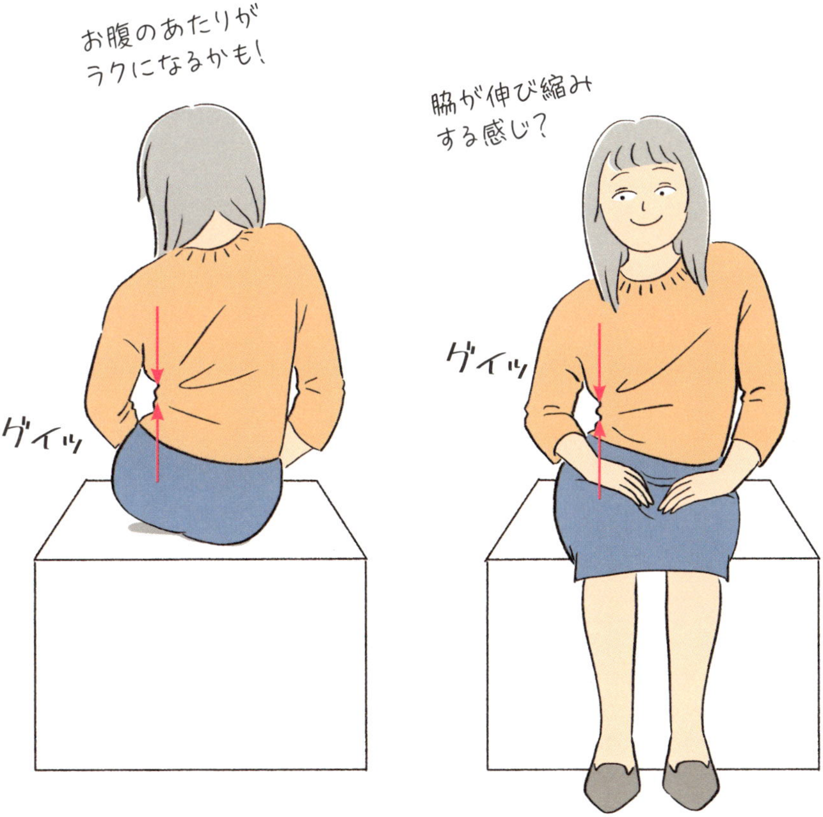
お腹のあたりが
ラクになるかも！
グイッ
脇が伸び縮み
する感じ？
グイッ

ハイスツールで足が届かない座り

関係する不調・悩み 腰痛・下腹ぽっこり・太ももが太い

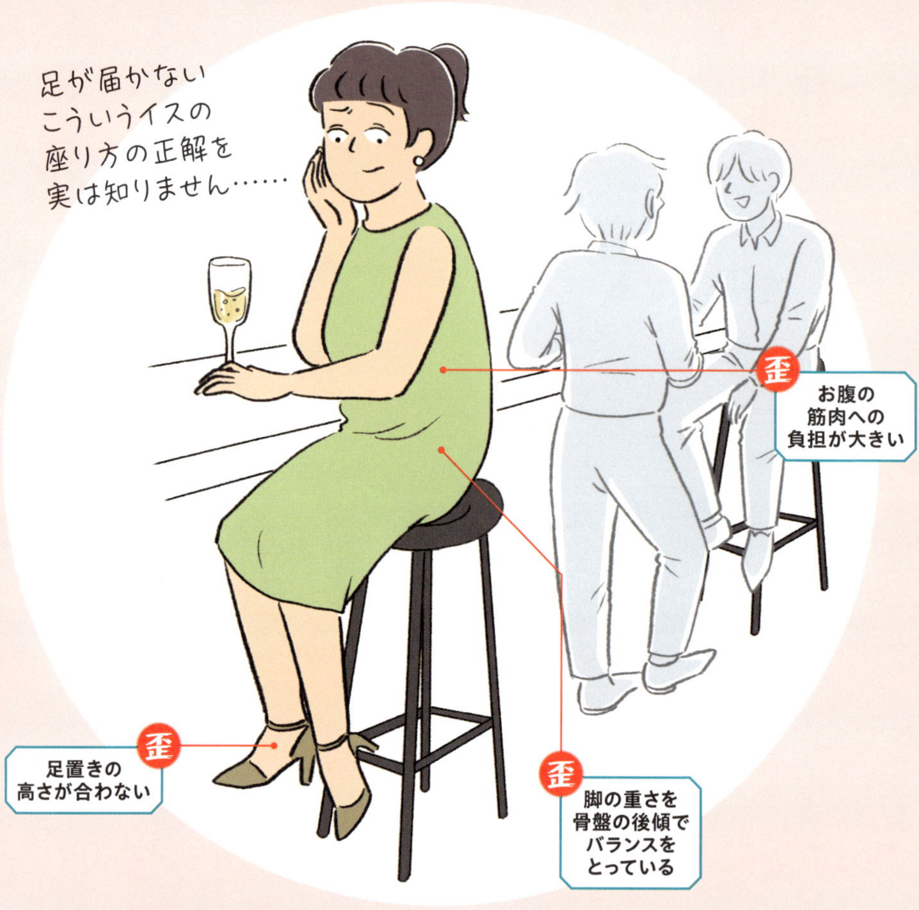
足が届かない
こういうイスの
座り方の正解を
実は知りません……
歪 お腹の筋肉への負担が大きい
歪 足置きの高さが合わない
歪 脚の重さを骨盤の後傾でバランスをとっている

歪 骨盤を後傾させてお腹でバランスをとる

床に足がつかない背の高いイス（ハイスツール）に座る場合、足置きに足をかけるのが正解なのですが、足置きの高さが合わないことも多くあります。その場合、支柱や脚の部分に自分の足を絡めてバランスをとることに。また、脚が前に出て宙に浮いてしまう分、骨盤を後傾させながら、お腹に力を入れてバランスをキープすることになり、お腹や腰まわりの筋肉への負担が大きくなることが考えられます。

ゆがみリセット

腰を前後に曲げ伸ばし

腰の緊張をゆるめながらお腹も伸ばす

コレも効く　P63、P111

1
立った状態で前屈する

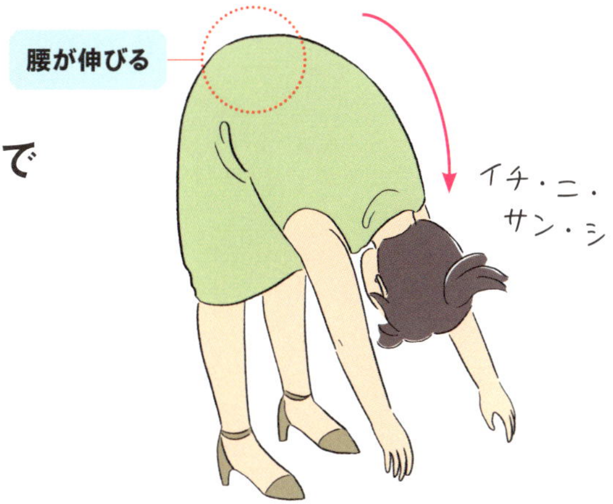
腰が伸びる
イチ・ニ・
サン・シ

2
後ろに反る

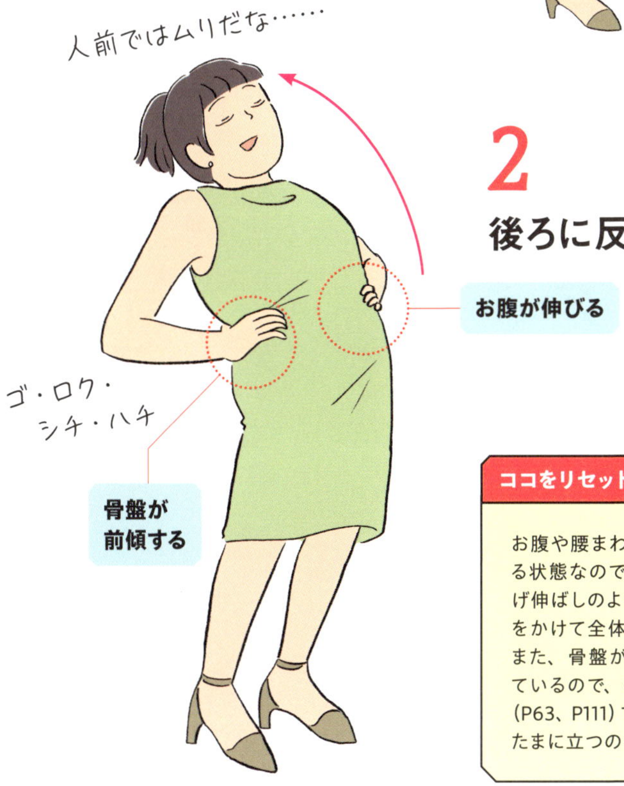
人前ではムリだな……
お腹が伸びる
ゴ・ロク・
シチ・ハチ
骨盤が
前傾する

ココをリセット！

お腹や腰まわりの筋肉が緊張している状態なので、ラジオ体操の腰の曲げ伸ばしのように、前後にストレッチをかけて全体的にほぐしていきます。また、骨盤が後傾した状態で固まっているので、骨盤を前後させる動き（P63、P111）で、バランスを整えます。たまに立つのも有効な対策です。

アウトドアのチビイス座り

関係する不調・悩み　腰痛・肩こり・下腹ぽっこり

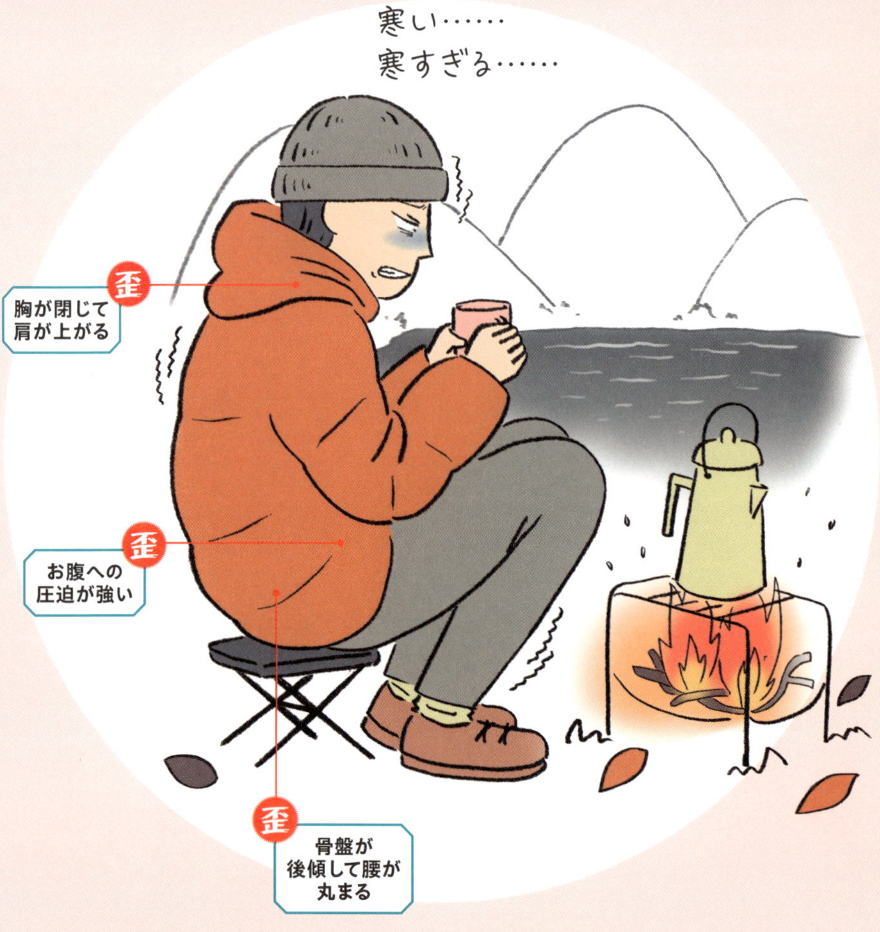
寒い……
寒すぎる……
歪
胸が閉じて
肩が上がる
歪
お腹への
圧迫が強い
歪
骨盤が
後傾して腰が
丸まる

歪 腰曲げの負担とお腹への圧迫が強い

アウトドアブームということもあり、小さな折りたたみイスに縮こまりながら座る機会もあると思います。このとき、前方の下（低い位置）で作業することが多いため、前かがみの屈曲はさらに深くなります。すると、お腹への圧迫の負担は増えますし、腰を丸めた状態で作業をするため、腰にかかる負担も大きくなります。これも長時間に及ぶ場合は、こまめに立ち上がるなどしてリセットすることが大切です。

ゆがみリセット

風車（対角の脚にタッチ）

胴まわりを前後左右の回転運動でほぐす

コレも効く P67

ココをリセット!

腰まわりの負担や、お腹への圧迫による緊張を解消するために、腹部をツイストしながら前後に曲げ伸ばしする運動で、ほぐしていきます。比較的大きな動きになるので、体幹部の血流が活性化し、カラダも温まります。腰を前後に曲げ伸ばしする運動（P67）も併せて行うとよいでしょう。

1 両腕を水平に伸ばし、両脚を左右に開く

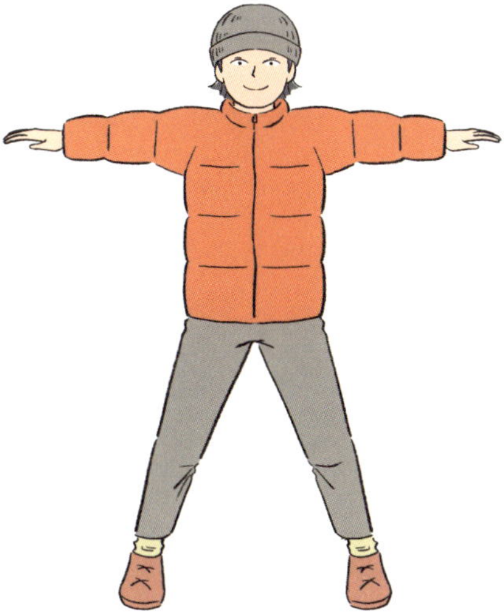

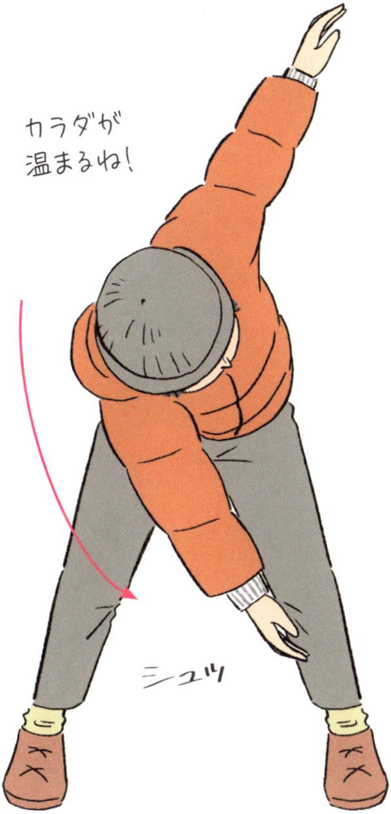
カラダが
温まるね!
シュッ

2 上半身を前に倒しながら、片手で対角の脚にタッチ。左右交互にくり返す

COLUMN

姿勢のゆがみコラム1

背骨は棒ではなく、ブロック状の「動く骨」

背骨は、解剖学的には「脊柱」といい、椎骨と呼ばれるブロック状の骨が、いくつもの関節でつながっています。首の部分は7つの椎骨がつながった「頸椎」、胸の部分は12個の椎骨からなる「胸椎」、腰の部分は5つの椎骨の「腰椎」という3つの部位に分類され、骨盤と接する末端は「仙骨」と「尾骨」で構成されています。全体的にS字に弯曲した形になっており、体幹の中心で姿勢を支える土台の役割を果たしています。

一本の棒のようなイメージがありますが、脊柱は細かいブロックの集合体なので、実は関節のある動かせる骨。肋骨とつながる胸椎は、頸椎や腰椎と比べると大きく動くことはありませんが、呼吸と連動するので、繊細な動きができるよう柔軟性を保つことが重要です。

生活環境によって脊柱のポジショニングに乱れが生じたり、動くはずのものが偏った状態で固まったりしてしまうと、姿勢のゆがみを生むことになります。

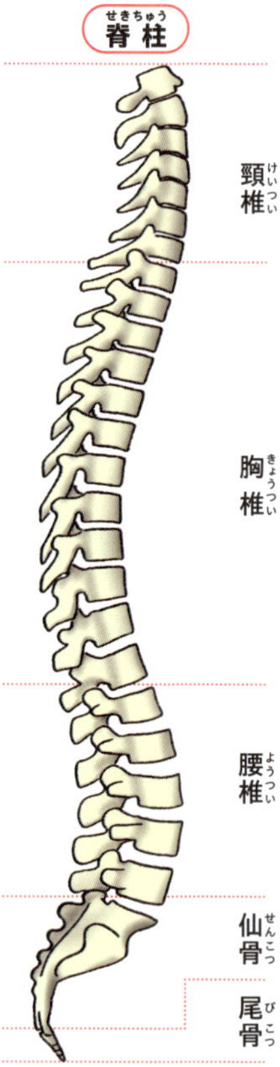

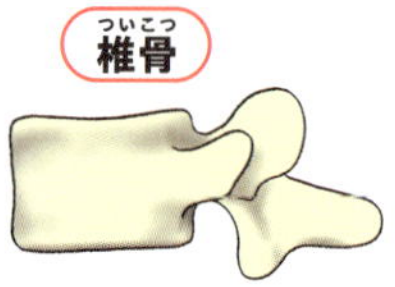

第 3 章

日常でよく見る！
立っているときの
「姿勢のゆがみ図鑑」

カラダの使い方のクセで体重をいつも同じ脚に
のせてしまうことも多い立ち姿勢。
ラクをしようと、いろいろと形を変えてみるけれど、
実は逆にしんどい姿勢になっているかも !?

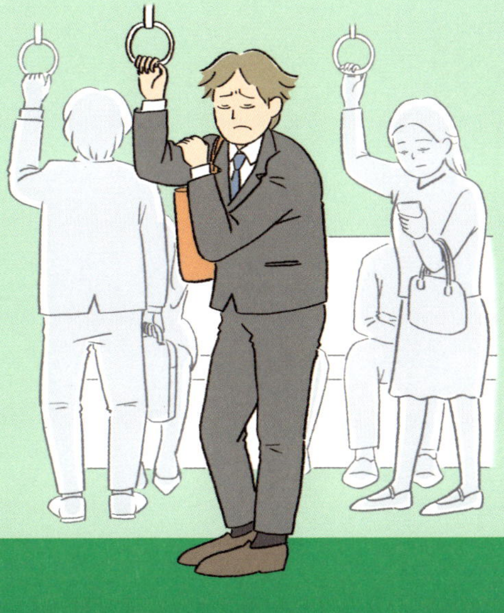

立っているときの姿勢のゆがみ図鑑

立っているときは、できるだけ力みのないフラットな姿勢が理想。でも、ひとつの姿勢で固まるのではなく、ユラユラと動いているのが、自然な形といえます。

ニュートラルな立ち姿勢

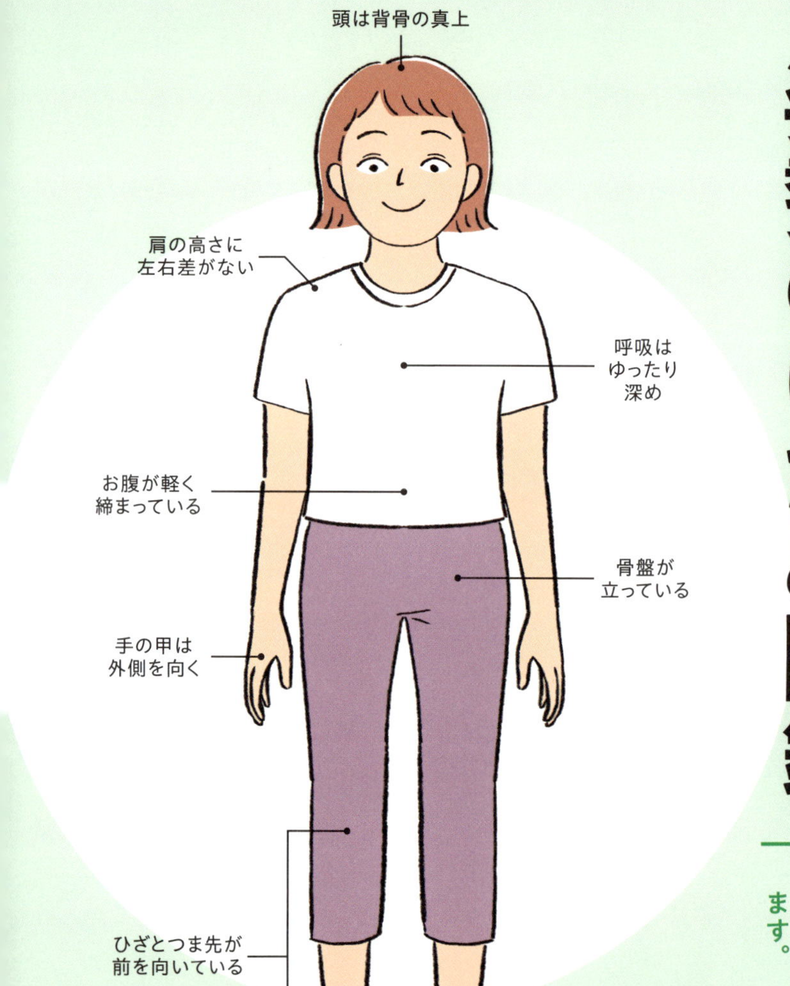
頭は背骨の真上
肩の高さに
左右差がない
呼吸は
ゆったり
深め
お腹が軽く
締まっている
骨盤が
立っている
手の甲は
外側を向く
ひざとつま先が
前を向いている

こうすべきであるという厳密な正しい立ち方というのはありませんが、力みがなく、前後左右に偏りのないフラットな立ち方が理想。ただし、それにこだわって固める必要はなく、崩れても戻せればOKくらいの意識で立つことが重要です。

ゆがみ対策 ユラユラと動くのが自然な形

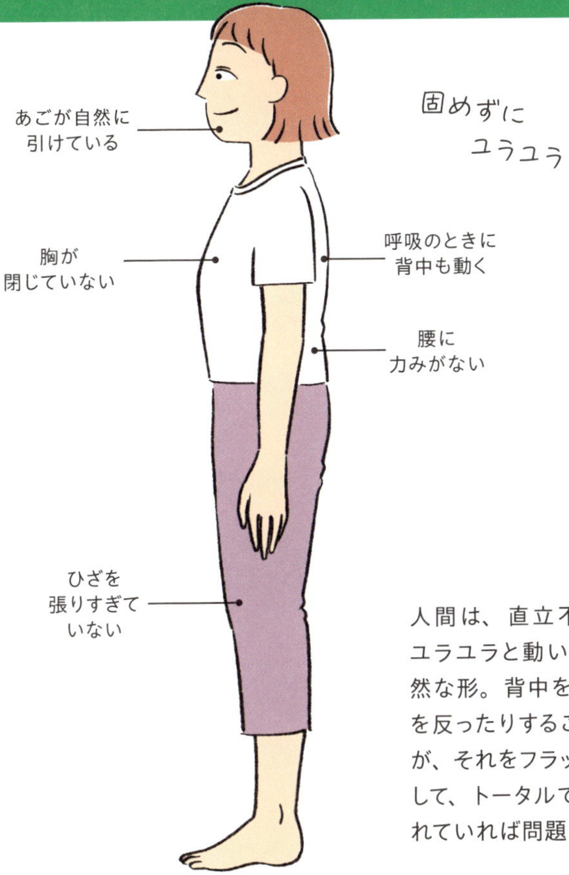
あごが自然に
引けている
固めずに
ユラユラ
胸が
閉じていない
呼吸のときに
背中も動く
腰に
力みがない
ひざを
張りすぎて
いない

人間は、直立不動ではなく、ユラユラと動いているのが自然な形。背中を丸めたり、腰を反ったりすることもありますが、それをフラットな位置に戻して、トータルでバランスがとれていれば問題ありません。

ゆがみ対策 よく使わない側を意識する

筋力の強弱や柔軟性の問題で、無意識に使いやすく、動かしやすい方向に姿勢は偏りがち。荷物を左右持ち替えたり、利き腕と逆側をできるだけ使うようにしたり、「いつもと逆」を意識して過ごすと、左右の偏りが徐々に改善されます。

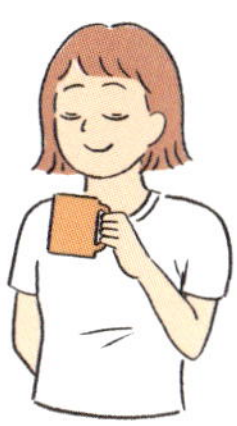

**利き腕と
反対の手を使う**

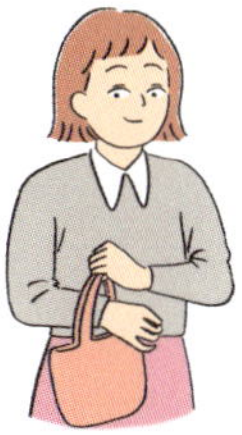

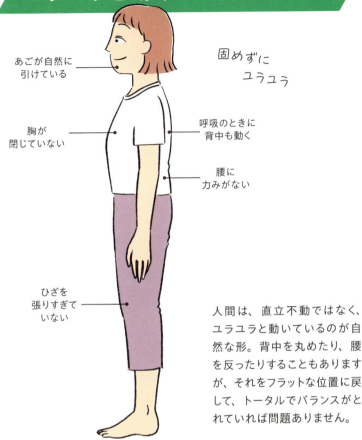

**カバンはこまめに
左右持ち替え**

骨盤と背骨の代表的な4つのゆがみ

01

スウェイバック
（猫背＆下腹ぽっこり）

骨盤が前にズレて、その分背中（胸椎）が後ろに弯曲し、頭が前に垂れる姿勢。デスクワークの前かがみ姿勢の人は、スウェイバック姿勢になっていることが多く、猫背で下腹ぽっこりのシルエットが特徴です。

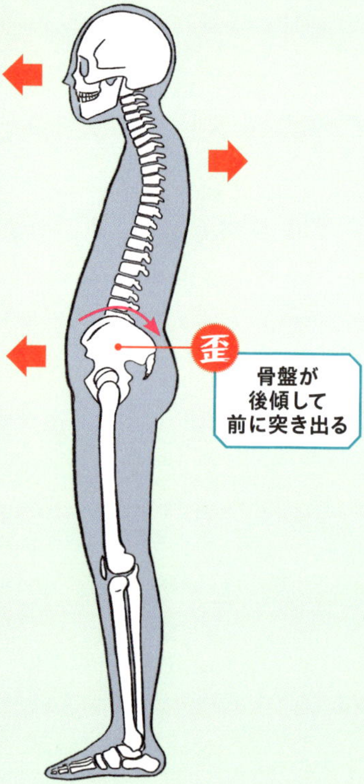

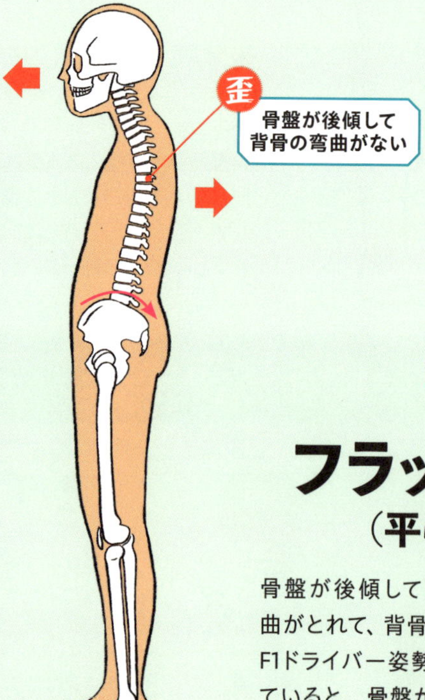

02

フラットバック
（平らな背骨）

骨盤が後傾している分、腰椎の前への弯曲がとれて、背骨全体が平らになった姿勢。F1ドライバー姿勢（P29）などで長時間座っていると、骨盤が後傾し、背骨の弯曲がとれやすく、衝撃吸収の機能が低下します。

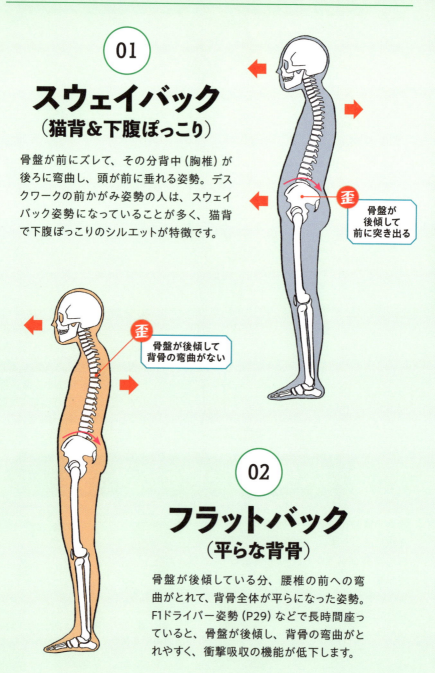

03

ロードシス
（反り腰）

骨盤が前傾しながら前方向にズレ、それに引っ張られて腰椎も前方向の弯曲が強くなった姿勢。腰が強く反っているため、腰の筋肉が過緊張を起こしやすく、よい姿勢への意識が強い人に多く見られる姿勢です。

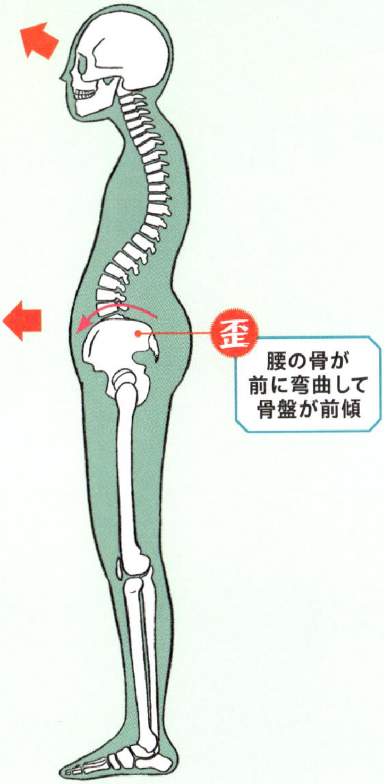
歪
腰の骨が
前に弯曲して
骨盤が前傾

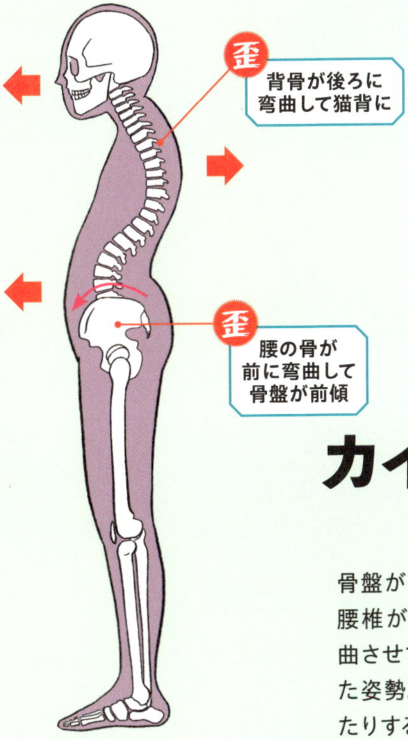
歪
背骨が後ろに
弯曲して猫背に
歪
腰の骨が
前に弯曲して
骨盤が前傾

04

カイホロードシス
（猫背＆反り腰）

骨盤が前方向にズレた反り腰姿勢に加え、腰椎が前に弯曲した分、胸椎を後ろに弯曲させてバランスをとろうとして猫背になった姿勢。下腹が出たり、太ももが太くなったりする場合も多く見られます。

ゆがみリセット

あお向けでドローイン

お腹の力が抜けているので深呼吸で刺激を入れる

コレも効く P32、P115

1 あお向けで両ひざを立てて、大きく息を吸い、フーッと息を強く吐く

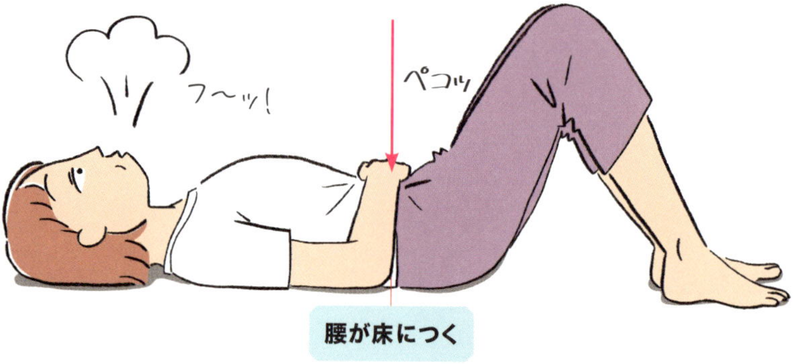
フ〜ッ!
ペコッ
腰が床につく

2 息を吐くと同時にお腹をへこませる

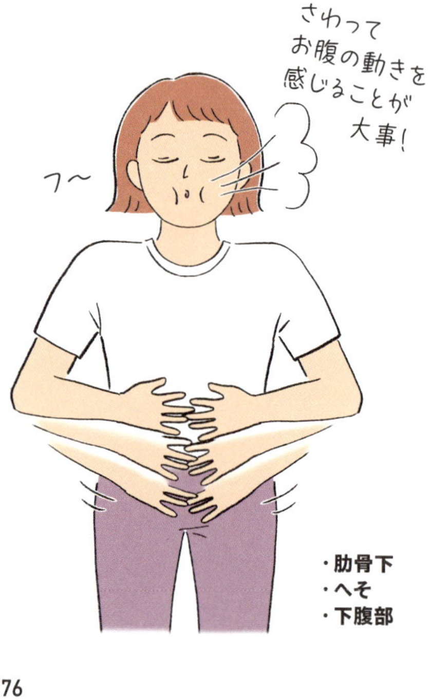
さわって
お腹の動きを
感じることが
大事!
フ〜
・肋骨下
・へそ
・下腹部

ココをリセット!

姿勢をつくるのに重要な役割を果たすお腹の力。適切に力を発揮し、胸椎から腰椎、骨盤に至るポジショニングを呼吸で整えるエクササイズです。横隔膜や腹横筋の上部は胸椎、腹横筋の中部は腰椎、下部は骨盤とそれぞれが姿勢に大きく影響するため、呼吸で圧を入れながら刺激していきます。

ゆがみリセット

座って鼠径部から前屈する

骨盤のポジションを整えるために腸腰筋を刺激！

コレも効く P105、P107

1 イスに座って両脚をやや前に出し、両手で鼠径部をさわる

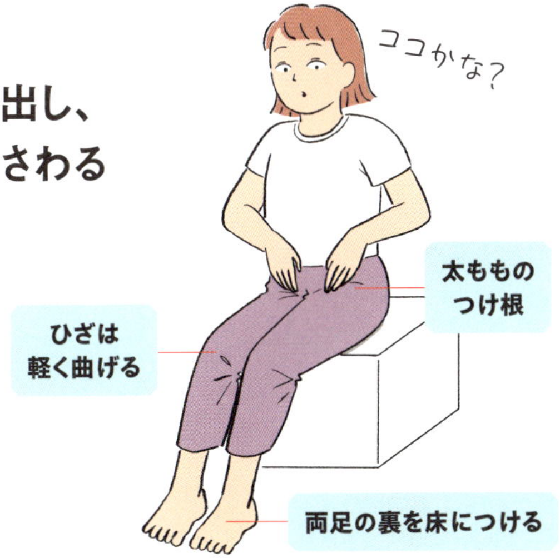
ココかな？
太もものつけ根
ひざは軽く曲げる
両足の裏を床につける

2 鼠径部から上半身を前に倒す

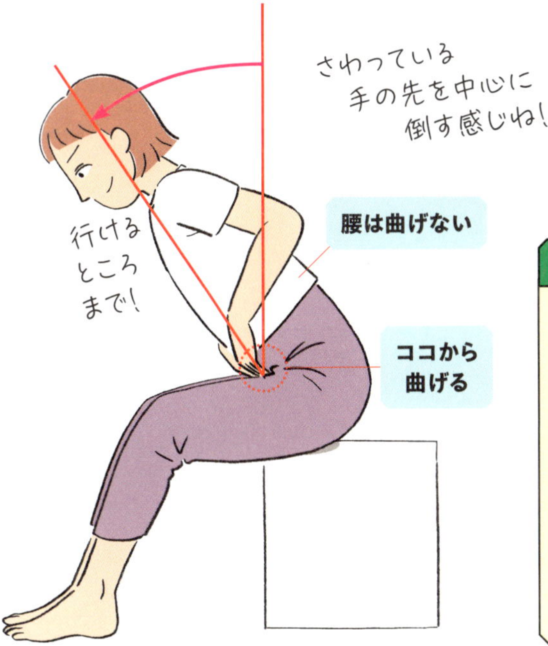
さわっている手の先を中心に倒す感じね！
腰は曲げない
行けるところまで！
ココから曲げる

ココをリセット！

骨盤の前後の傾きに影響するのが、腰椎から骨盤の前面に位置する腸腰筋と、太ももの裏側にあるハムストリングスです。特に腸腰筋は、運動不足の現代人にとって、機能低下を起こしやすい筋肉。鼠径部を意識して前傾することで、腸腰筋を刺激できます。また、前傾時にもも裏も伸びます。

ゆがみリセット

上下の動きで肩甲骨を寄せる

上がったまま固まってしまった肩甲骨を下げる!

コレも効く P41、P93、P95、P135

1 両手を真上に上げてバンザイ

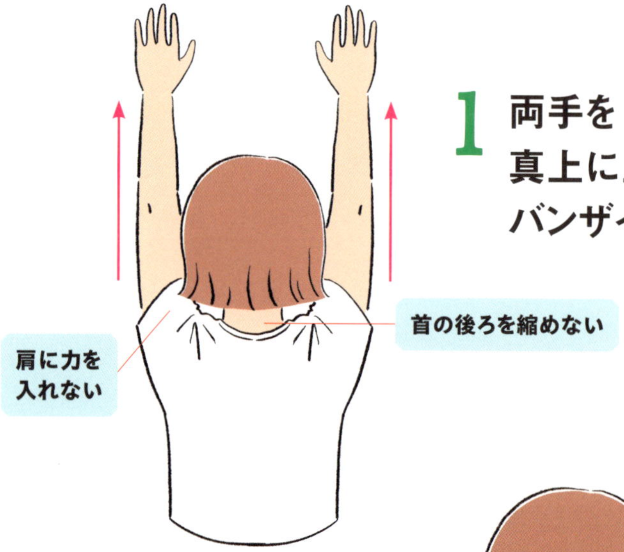
首の後ろを縮めない
肩に力を入れない

2 両手を下ろし、脇を締める

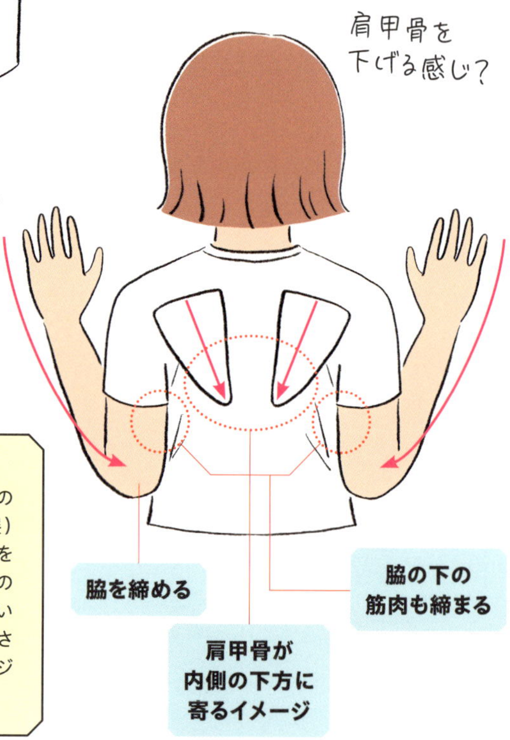
肩甲骨を下げる感じ？
脇を締める
脇の下の筋肉も締まる
肩甲骨が内側の下方に寄るイメージ

ココをリセット!

胸椎が丸まり、肩が上がった猫背の姿勢の場合、胸椎を伸ばし（伸展）ながら、肩甲骨を内側に寄せて肩を下げることが効果的です。肩甲骨の上げ下げによって僧帽筋の下部という部位に刺激を入れ、機能を改善させることで、首から肩にかけてのポジショニングを整えることができます。

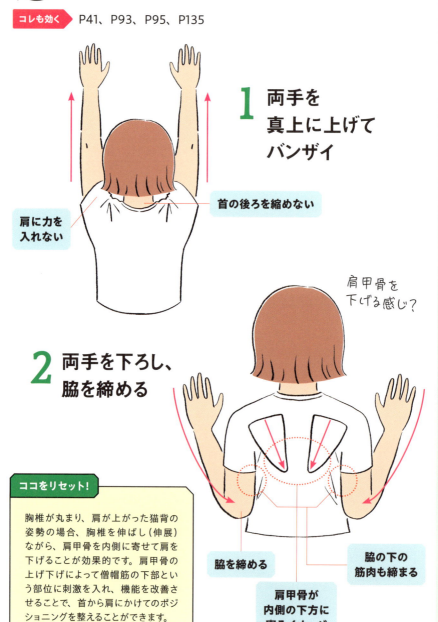

ゆがみリセット

両ひざでワイパー運動

緊張した腰の筋肉をゆるめる！

コレも効く　P45、P63、P67、P127

1 あお向けで両腕を左右に広げ、両ひざを立てる

両ひざはそろえる

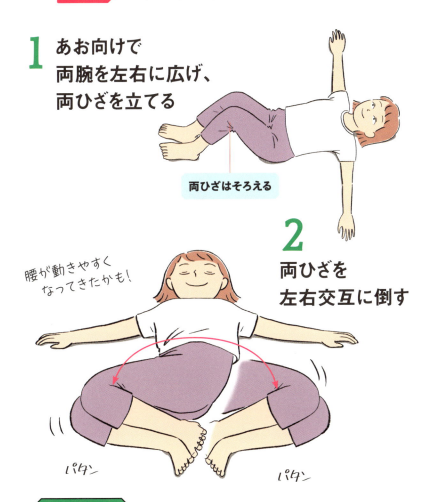

2 両ひざを左右交互に倒す

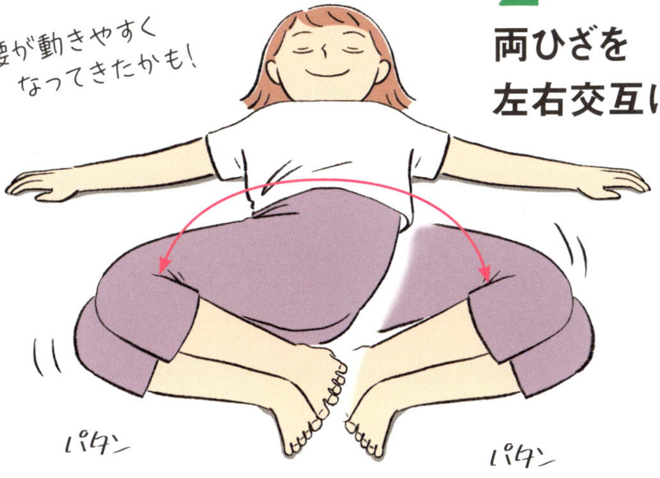
腰が動きやすくなってきたかも！
パタン
パタン

ココをリセット！

反り腰やスウェイバック姿勢など腰椎の前後のゆがみは、腰まわりの筋肉を緊張させ、血流や代謝を低下させます。両ひざを立てたワイパー運動は「腰痛体操」とも呼ばれるポピュラーなエクササイズで、腰まわりはもちろん、腹部の筋肉もゆるめる効果があり、胴まわりのリセットにおすすめ。

ゆがみリセット

呼吸で背中をふくらませる

背中を丸めて固まってしまった背骨をゆるめる!

コレも効く P32、P76、P139

1

**イスに座って
背中を丸めながら、
息を深く吸って
背中をふくらませる**

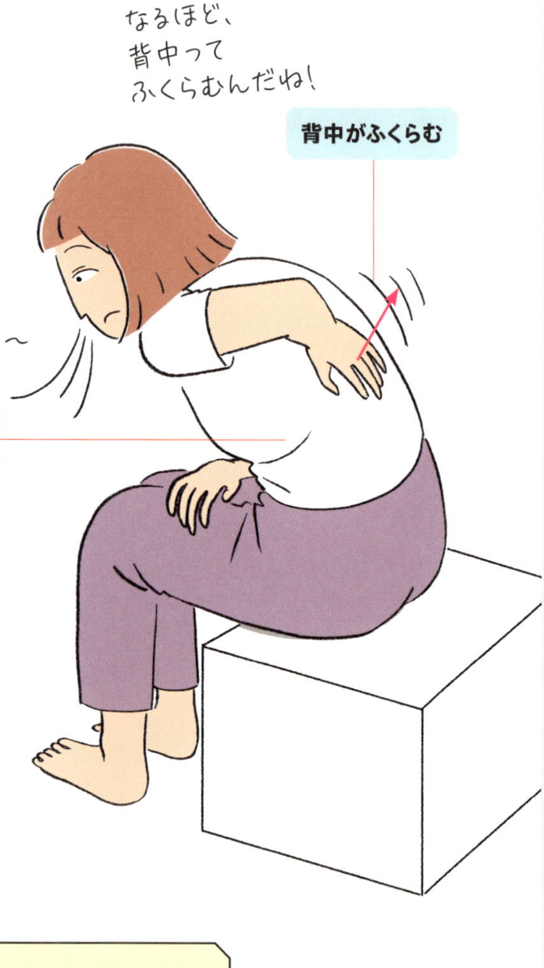
なるほど、
背中って
ふくらむんだね!
背中がふくらむ
ス～
手で肋骨の
動きを感じる

2

**ゆっくり息を吐いて
深呼吸をくり返す**

ココをリセット!

背骨がまっすぐになるフラットバックは、椎骨というブロック（P70）が柔軟性を失って、棒のように固まっている状態です。本来胸椎の部分は、肋骨とつながっており、呼吸によって動くのが適正な状態。そのため、背中をふくらませるイメージで深呼吸をし、胸椎を積極的に動かしていきます。

ゆがみリセット

ヒップリフト

反り腰の場合は、腰をゆるめて、もも裏を縮める!

コレも効く P111、P145、P151

1

あお向けで両ひざを立てる

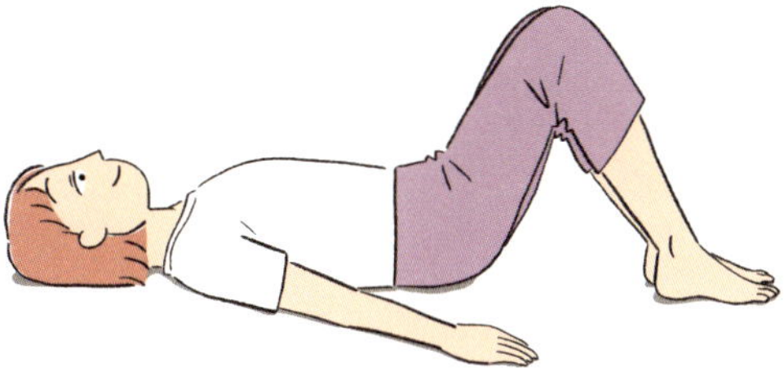

2

お尻の穴を締めながら股間を持ち上げる

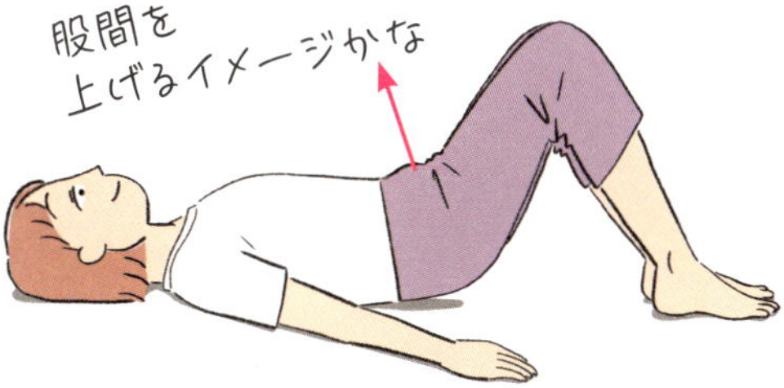
股間を
上げるイメージかな

3

お尻を上げる

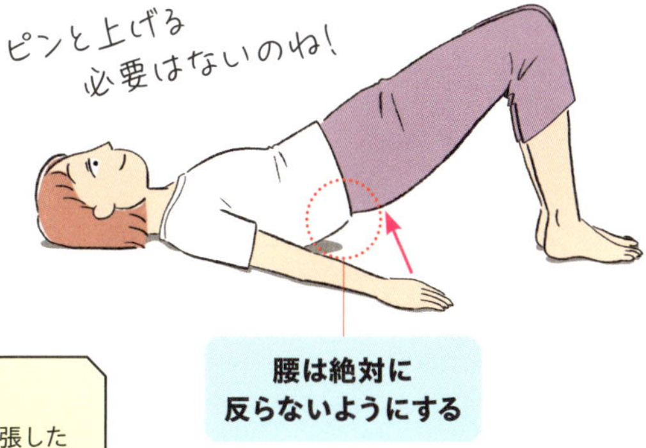
ピンと上げる
必要はないのね!
腰は絶対に
反らないようにする

ココをリセット!

反り腰は、腰の筋肉を縮めながら緊張した状態になっています。背中を意識すると腰が反ってしまうという場合に、お腹に力を入れながらみぞおちを軽く丸め込み、その状態で腰を反らせずにお尻を持ち上げる感覚にリセットします。股間を上げるようにコントロールするのがポイント。

片脚に体重をかけて立つ

関係する不調・悩み　腰痛・O脚・下腹ぽっこり・太ももが太い

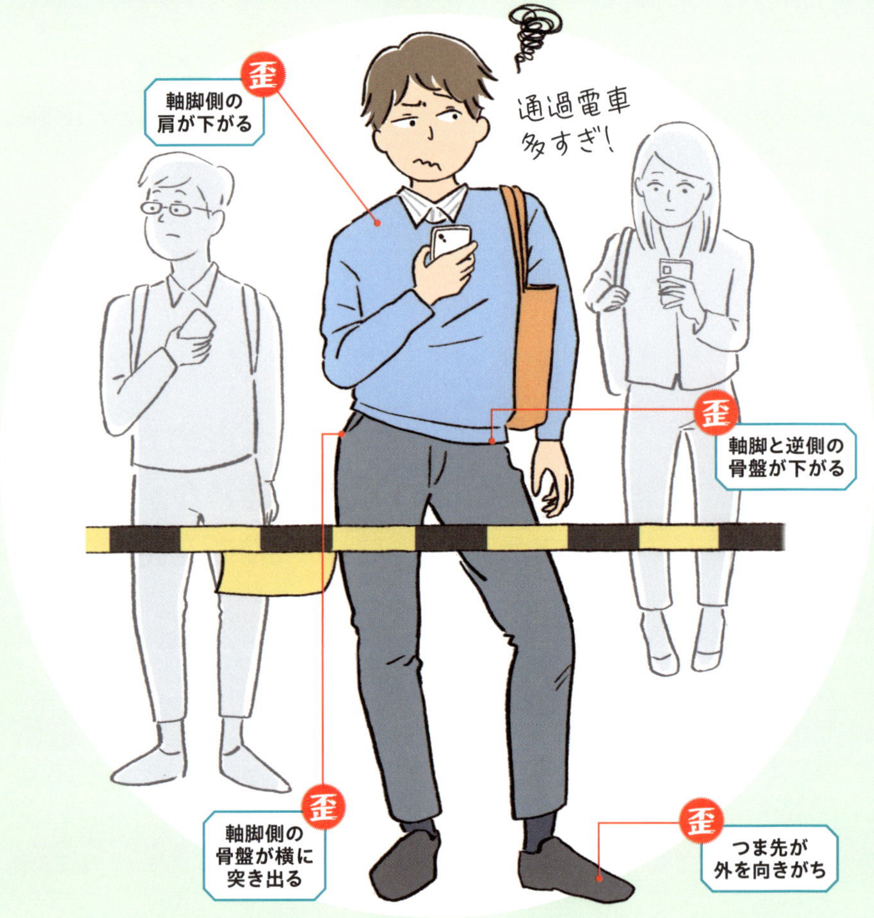
歪
軸脚側の肩が下がる
通過電車多すぎ！
歪
軸脚と逆側の骨盤が下がる
歪
軸脚側の骨盤が横に突き出る
歪
つま先が外を向きがち

歪 お腹の力が抜けている場合が多い

片脚に体重をかけて立つケースに多いのは、スウェイバック姿勢のように、お腹の力が抜けている状態。本来は体幹を使って力を分散させながらフラットに立つのがラクなのですが、お腹の力が抜けていると、骨盤や背骨が不安定になり、どちらかの脚を棒状に突き立ててそこに寄りかかるほうがラクに感じることがあります。これが常態化すると、腰痛などの痛みの原因になったり、下腹が出てきたりします。

ゆがみリセット

下腹部をさわってお尻を締める

不安定な骨盤を安定させる！

コレも効く P76

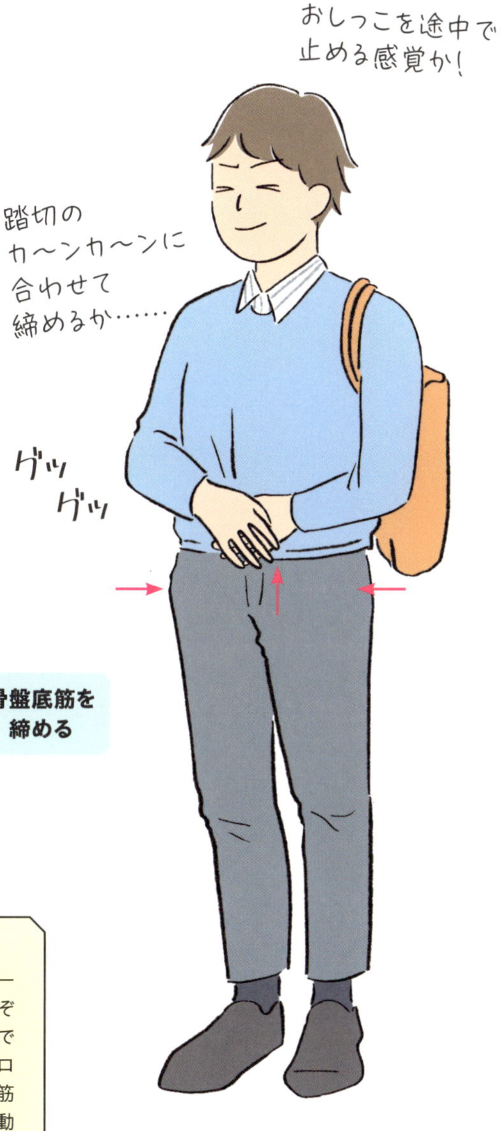
おしっこを途中で止める感覚か！
踏切のカ〜ンカ〜ンに合わせて締めるか……
グッグッ

1 お尻の穴の少し前を引き締める

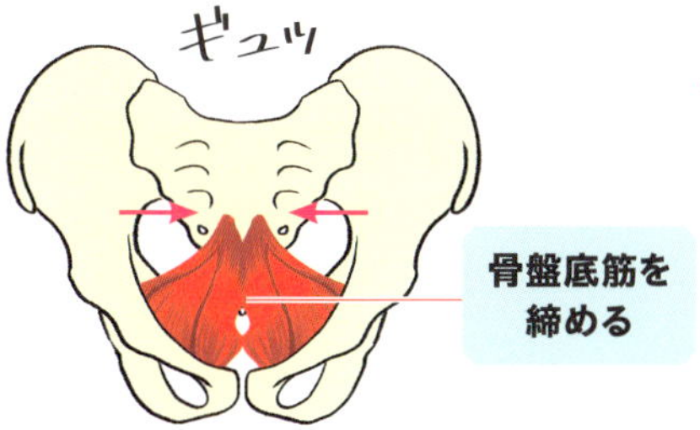
ギュッ
骨盤底筋を締める

ココをリセット！

P91までは、すべて片脚重心のグループに分類されるものなので、それぞれのリセット法は併用するのが有効です。また、お腹へ刺激を入れるドローインもおすすめ（P76）。骨盤底筋群への刺激は、お腹の腹横筋と連動させながら、骨盤を安定させる効果があり、土台を整えていきます。

吊り革に体重をあずけて立つ

関係する不調・悩み　肩こり・首こり・いかり肩

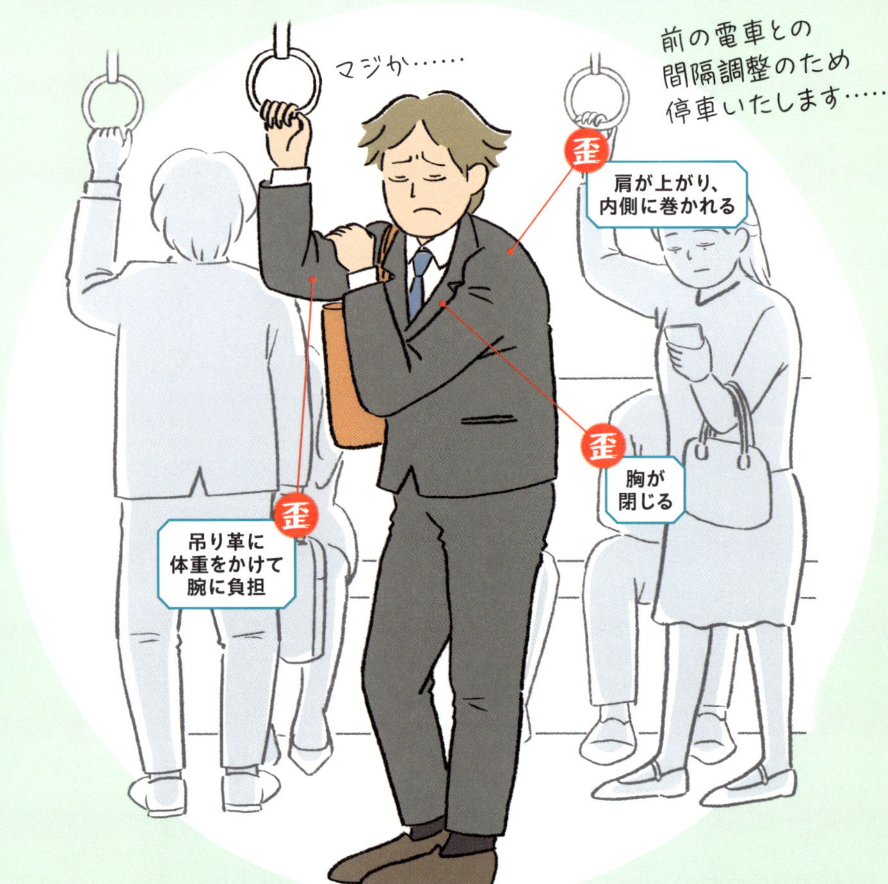
マジか……
前の電車との
間隔調整のため
停車いたします……
歪
肩が上がり、
内側に巻かれる
歪
胸が
閉じる
歪
吊り革に
体重をかけて
腕に負担

歪 日頃の姿勢のクセで肩が上がってしまう

吊り革にぶら下がって、体重をあずける姿勢は、基本的にはお腹の力が抜けたスウェイバック姿勢であり、片脚重心と同じような問題が生じます。また、吊り革をつかむときに肩が上がりやすい場合は、日常のクセがそのまま反映されてしまうケースがほとんど。デスクワークのときもスマホを操作しているときも、基本的に肩が上がってしまい、首肩の緊張が常態化してしまっていることが多いです。

ゆがみリセット

胸を伸ばしながら首をまわす

縮めている肩、胸、腕を伸ばして整える！

コレも効く P32、P59、P95

1 両手を後ろで組んで胸を張る

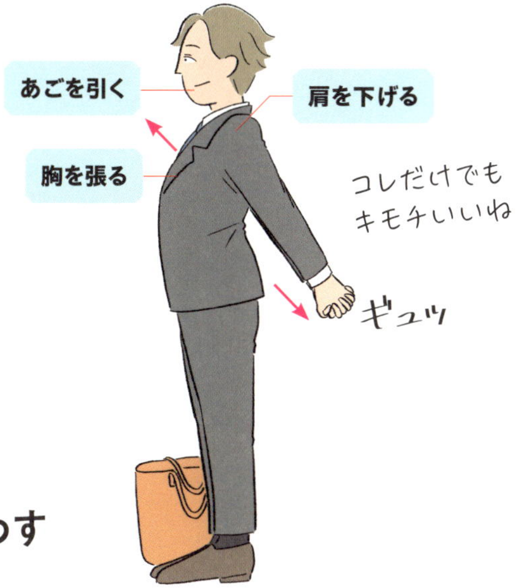
あごを引く
肩を下げる
胸を張る
コレだけでもキモチいいね
ギュッ

2 そのまま首を前後左右にまわす

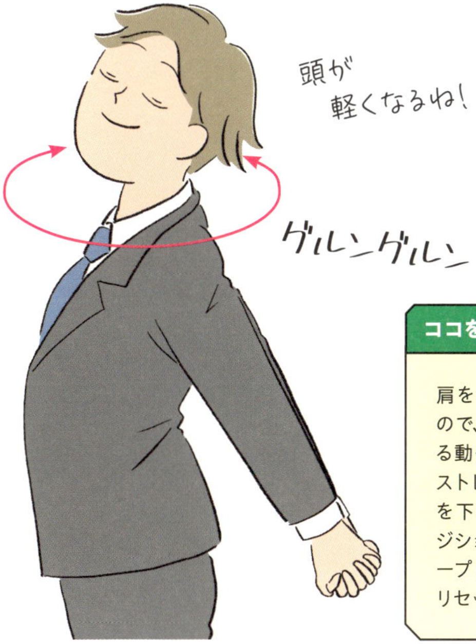
頭が軽くなるね！
グルングルン

ココをリセット！

肩を上げたまま緊張している状態なので、その逆の動きとなる肩を下げる動作でリセットしていきます。このストレッチでポイントとなるのは、肩を下げてあごを引くという最初のポジションを整えること。その状態をキープしながら首をまわすことで首肩のリセットが有効になります。

常に同じ手で荷物を持つ

関係する不調・悩み　腰痛・下腹ぽっこり・太ももが太い

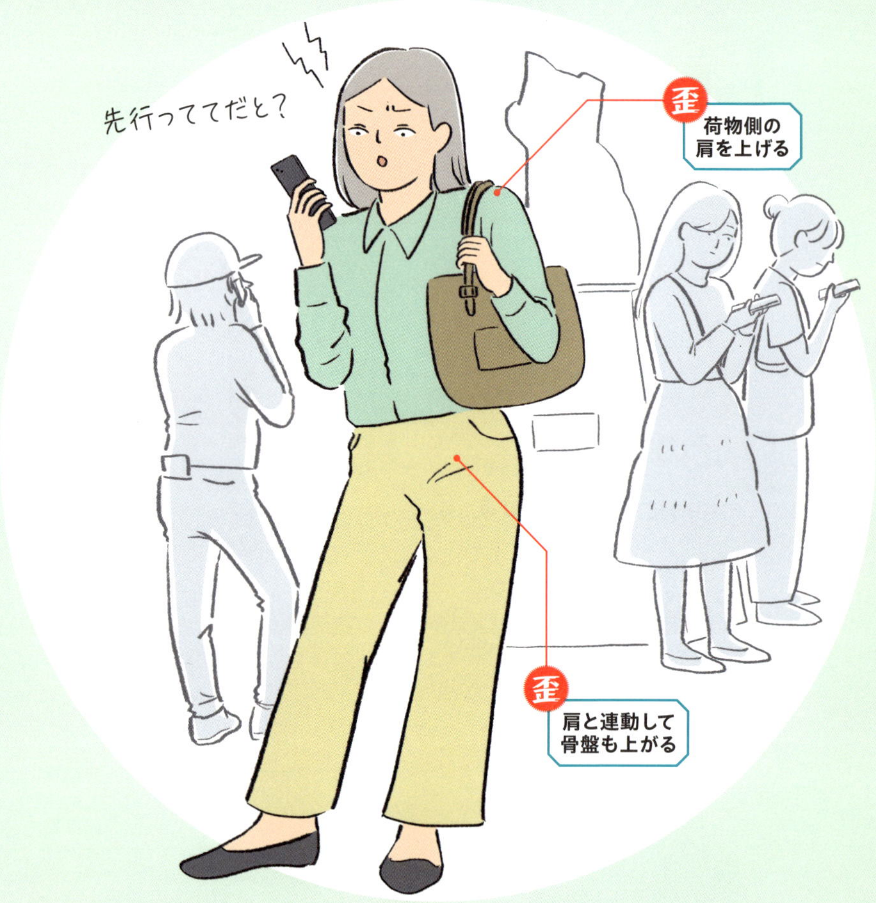
先行っててだと?
歪
荷物側の
肩を上げる
歪
肩と連動して
骨盤も上がる

歪 肩と骨盤の左右バランスがゆがむ

ある程度の重さのある荷物を持つ場合、バランスをとるために持っている側の腕や体側に力を入れて、引き上げる動きをすることになります。そうすると、必然的に肩や骨盤の高さはもちろん、筋肉の緊張にも左右差が生まれます。この左右差は片脚重心にも反映され、いつも同じ側で持ったり、立ったりする日常のクセにつながります。そのため、こまめに持ち替えて、左右のバランスをとることは大前提といえます。

ゆがみリセット

側屈して脇腹を伸ばす

持つ側の上半身を伸ばす

コレも効く　P49、P65、P89、P91

1

**荷物を
持っていた側の腕を
斜め上に伸ばして
側屈する**

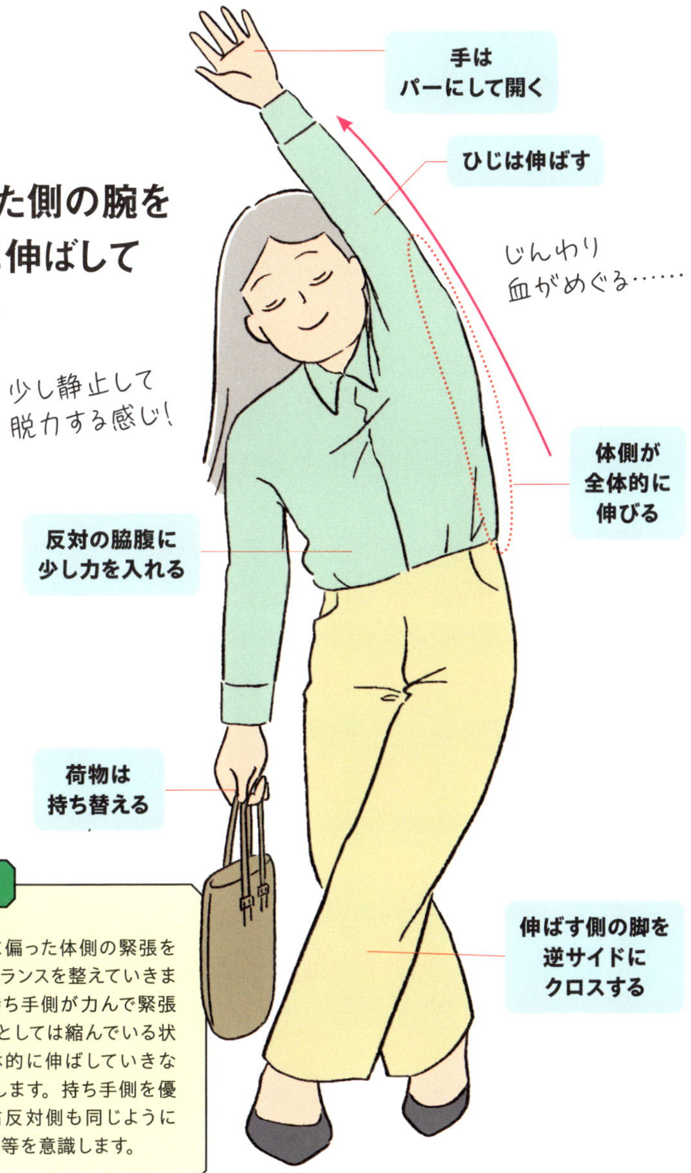

ココをリセット!

左右いずれかに偏った体側の緊張をゆるめ、左右バランスを整えていきます。基本的に持ち手側が力んで緊張するので、筋肉としては縮んでいる状態。これを全体的に伸ばしていきながら、リセットします。持ち手側を優先しつつ、左右反対側も同じようにゆるめ、左右均等を意識します。

電車の扉脇に寄りかかる

関係する不調・悩み　腰痛・ひざ痛・O脚・下腹ぽっこり

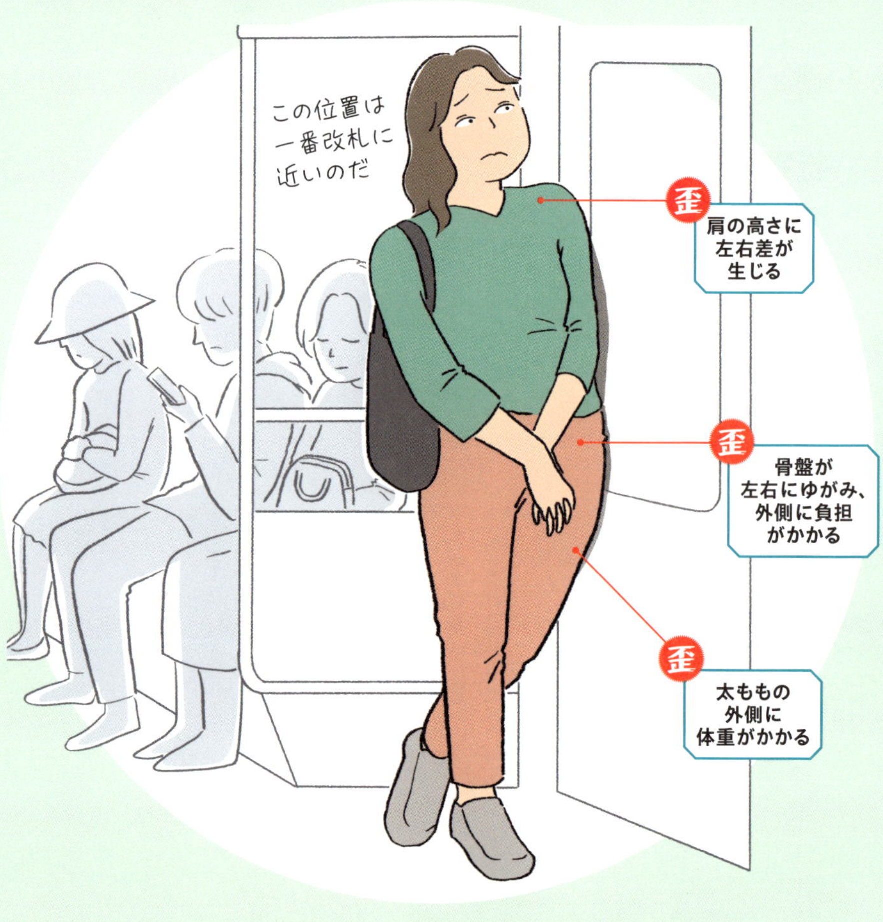
この位置は
一番改札に
近いのだ
歪
肩の高さに
左右差が
生じる
歪
骨盤が
左右にゆがみ、
外側に負担
がかかる
歪
太ももの
外側に
体重がかかる

歪 寄りかかった側の脚の外側に負担

基本的には片脚重心となりますが、扉や支柱に寄りかかることで負荷を分散してラクな形をとる姿勢です。しかし、寄りかかる分、ゆがみが生じるので、軽くリセットしておくのがおすすめ。特に寄りかかる側が軸脚となる場合が多いですが、その軸脚側のお尻の外側や太ももの外側への負担が大きくなりがち。こまめに軸脚を替えるなどして、バランスが偏らないようにすることも重要です。

ゆがみリセット

両脚を4の字に組んで前屈する

お尻や太ももの外側をほぐす！

コレも効く P49、P65、P87、P91

1

イスに座って脚を4の字に組む

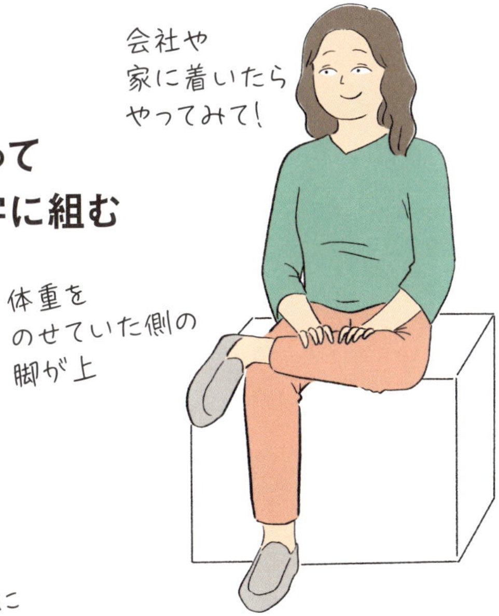
会社や
家に着いたら
やってみて！
体重を
のせていた側の
脚が上

2

上半身を前に倒す

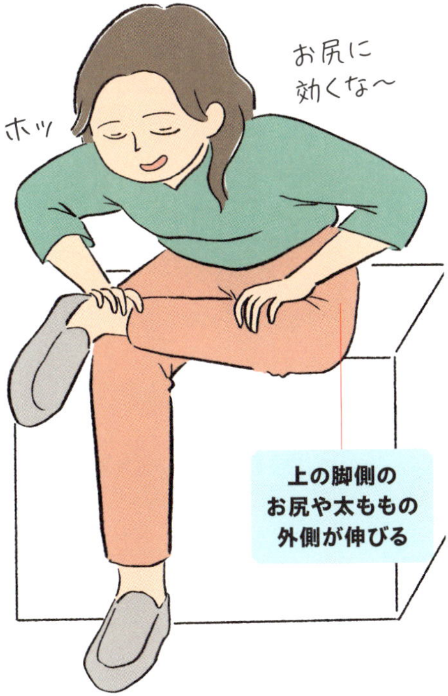
お尻に
効くな〜
ホッ
上の脚側の
お尻や太ももの
外側が伸びる

ココをリセット！

お尻や太ももの外側の緊張した状態をストレッチでゆるめていきます。軸脚となったほうの脚をひざの上にのせて4の字をつくり、そのまま上半身を倒すと、のせた側のお尻や太ももの外側が伸びます。基本的に片脚重心なので、側屈運動（P87）などで左右差のリセットも行いましょう。

腰に手を当てて立つ

関係する不調・悩み　腰痛・下腹ぽっこり・O 脚

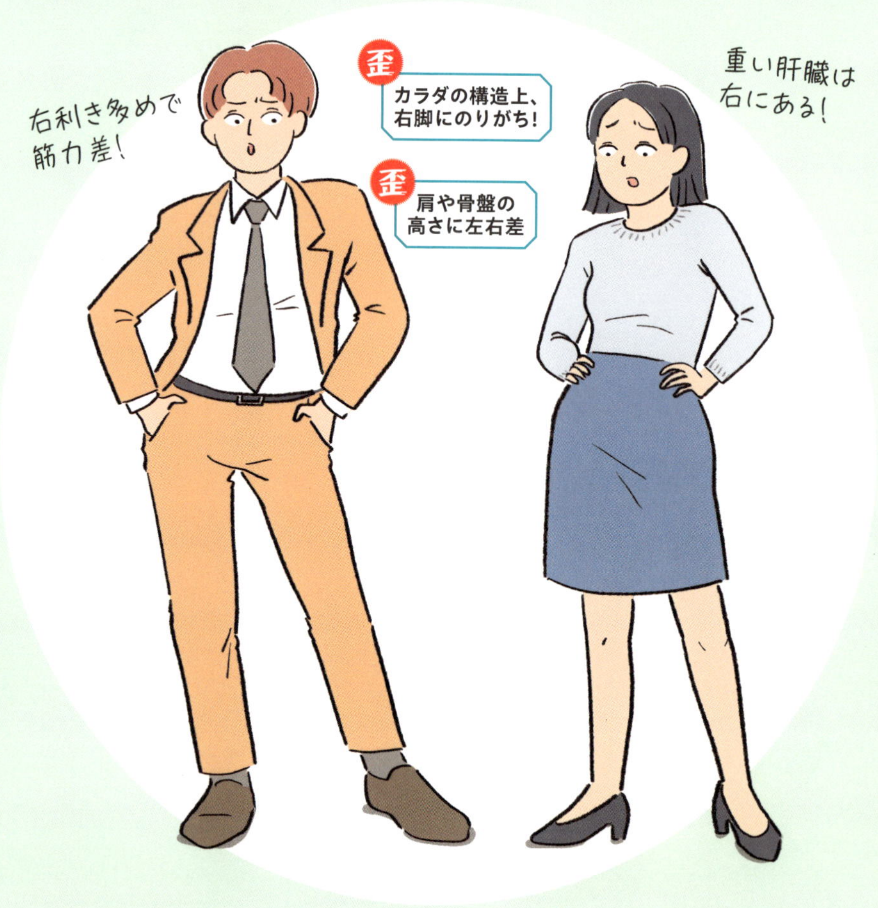
右利き多めで筋力差!
歪 カラダの構造上、右脚にのりがち!
歪 肩や骨盤の高さに左右差
重い肝臓は右にある!

歪 片脚重心で腰や肩に左右差が生じる

腰に手を当てて立つ姿勢も、基本的には片脚重心になることが多い姿勢といえます。そもそも人間のカラダは、左右対称と思われがちですが、大きくて重い肝臓が右にあったり、利き腕のほうが筋力が強かったり、左右同じではありません。そのため、まっすぐ直立不動を続けること自体が不自然ではあるのです。とはいえ、どちらかに偏るのは姿勢のゆがみを助長するので、左右のバランスを意識することは重要です。

ゆがみリセット

肩を入れながら両脚を押し開く

片脚重心のアプローチのひとつとして内転筋群を刺激！

コレも効く P49、P65、P87、P89

ココをリセット！

これまで紹介した片脚重心のリセット法は共通して行いつつ、ここではさらに内ももの緊張をリセットする方法を解説します。片脚重心では、基本的に内ももが縮んだ状態で固まってしまうため、両脚を開いて腰を落としながら伸ばします。上半身のひねりも加えると、背中もゆるみます。

1 両脚を大きく開き、両手をひざの上に置く

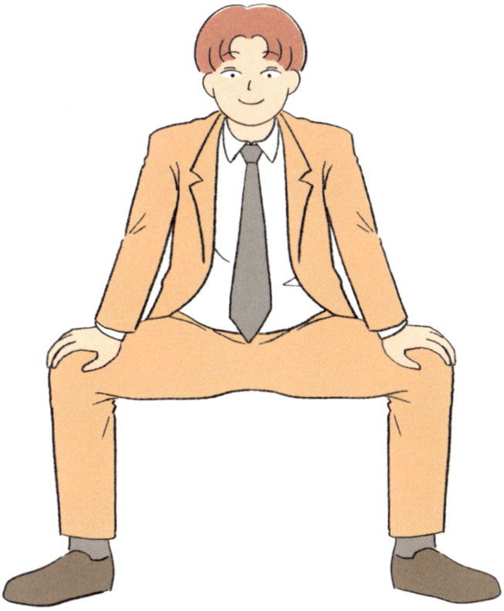

2 腰を落としながら、一方の肩を内側に押し込む

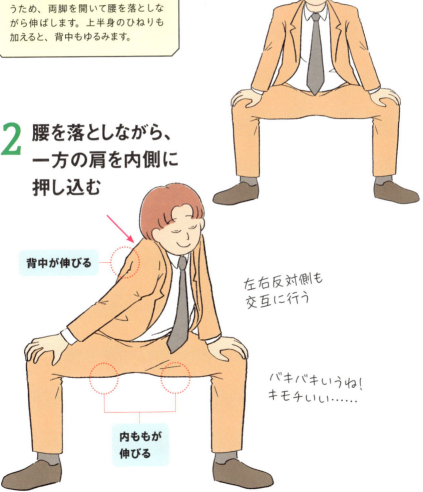

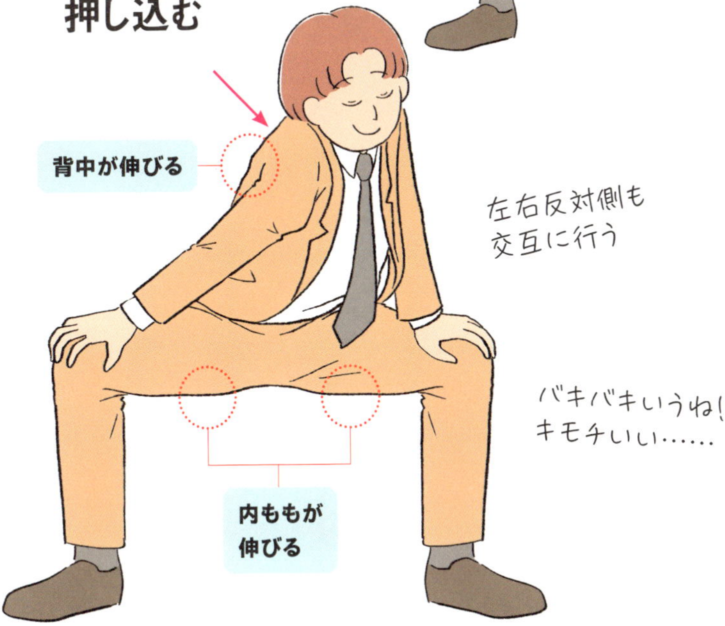
背中が伸びる
内ももが伸びる
左右反対側も交互に行う
バキバキいうね！
キモチいい……

腕を組んで立つ

関係する不調・悩み 首こり・肩こり・ストレートネック・二重あご

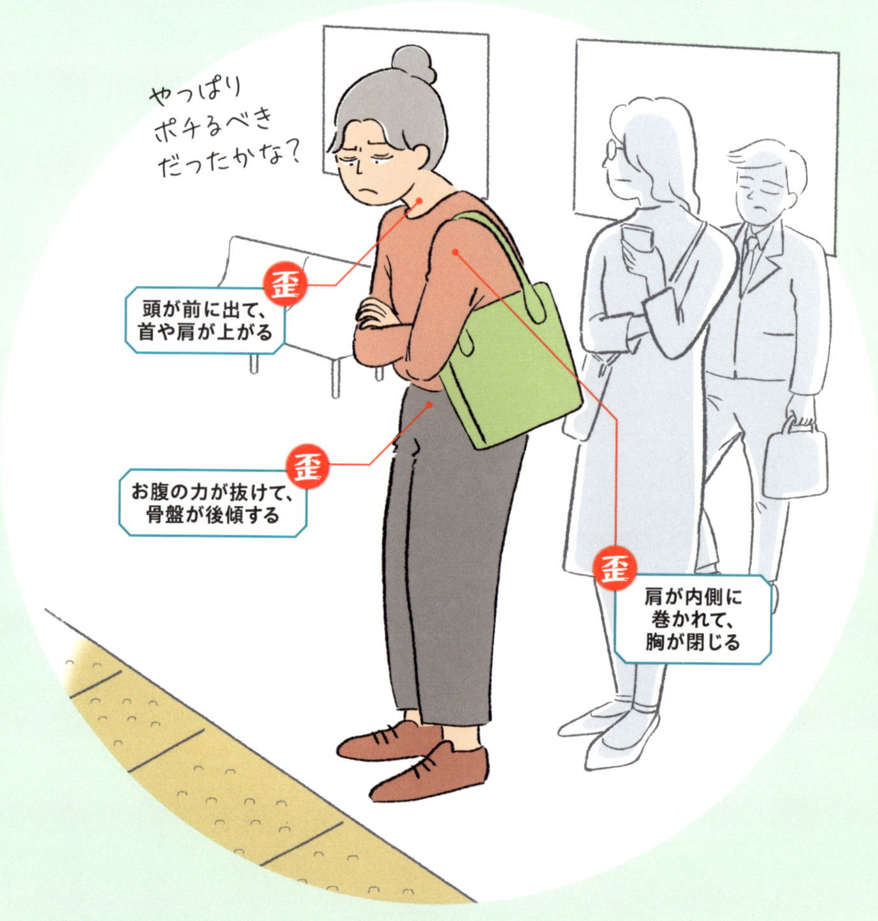
やっぱり
ポチるべき
だったかな？
歪
頭が前に出て、
首や肩が上がる
歪
お腹の力が抜けて、
骨盤が後傾する
歪
肩が内側に
巻かれて、
胸が閉じる

歪 お腹の力が抜けて胸が閉じる

普段のデスクワークから前かがみの姿勢になりがちで、お腹の力が抜けている場合は、腕組みの姿勢をとりやすくなります。背中を丸めながら肩を内側に巻いて胸を閉じ、それによって前に垂れた腕を組んでしまえば収まりがよいというわけです。スウェイバックの姿勢が常態化している可能性が高いので、丸めた背中を伸ばすなど逆の動きをこまめに入れることが、姿勢のゆがみを防ぎます。

ゆがみリセット

胸を前後に閉じ開く

お腹に力を入れながら胸を開閉してリセット！

コレも効く P76、P78

1 お腹に力を入れ、両腕を前に伸ばす

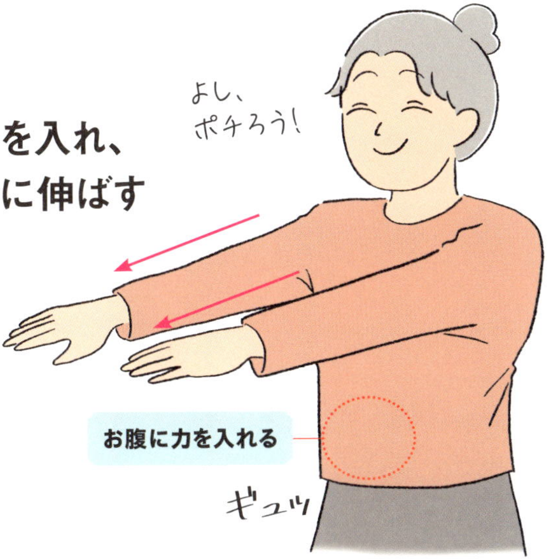
よし、
ポチろう！
お腹に力を入れる
ギュッ

2 両ひじを曲げながら、後ろに引いて胸を張る

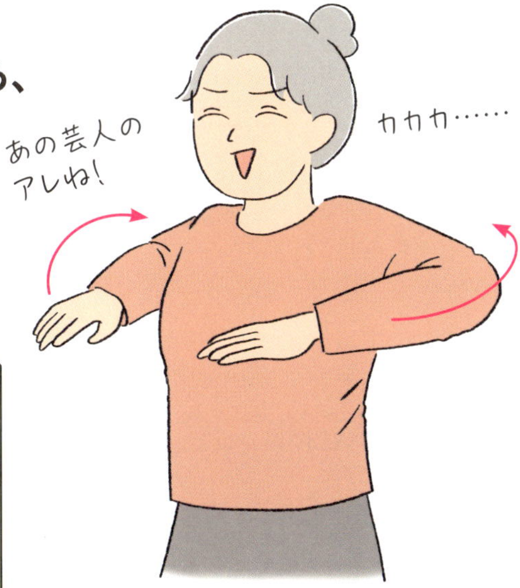
あの芸人の
アレね！
カカカ……

この開閉動作をくり返す

ココをリセット！

ドローイン（P76）でお腹に力を入れたり、肩甲骨を下げる運動（P78）をしたりするのが有効です。さらに、ひじを前後に曲げ伸ばしさせながら、肩甲骨を内外に閉じ開きする運動も効果があります。僧帽筋の下部に刺激が入り、肩甲骨のポジショニングの偏りがリセットされます。

後ろで手を組んで立つ

関係する不調・悩み 肩こり・首こり・腰痛・下腹ぽっこり

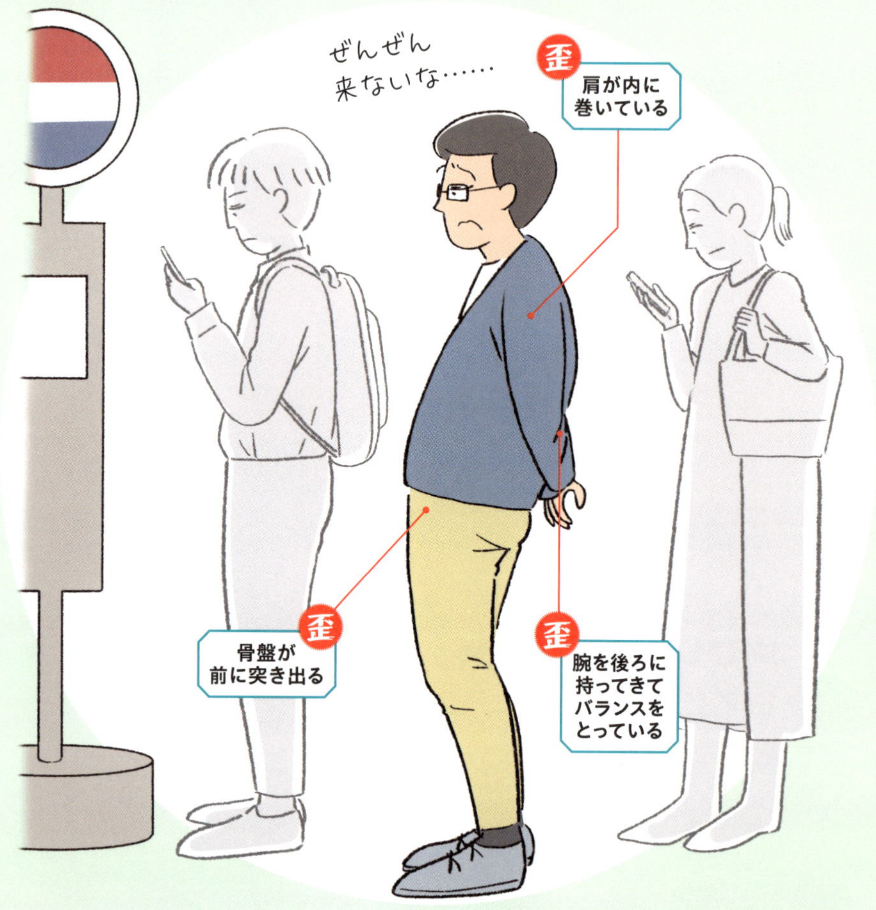
ぜんぜん
来ないな……
歪
肩が内に
巻いている
歪
骨盤が
前に突き出る
歪
腕を後ろに
持ってきて
バランスを
とっている

歪 骨盤を前に出した分、後ろ手にしてバランスをとる

手を後ろに組む姿勢も、基本的にはスウェイバック姿勢といえます。この場合、骨盤を前に出し、頭も一緒に前に出た分、両手を後ろに組むことで全体のバランスをとっているものと考えられます。両腕を前で組むよりは、胸が少しだけ開くのでラクに感じることもあるのでしょう。首肩の症状や腰痛につながるリスクがありますし、下腹がぽっこりと出やすくなる傾向にあります。

ゆがみリセット

お腹に力を入れてバンザイ

スウェイバック姿勢の逆の動きで刺激する

コレも効く　P76、P77、P78

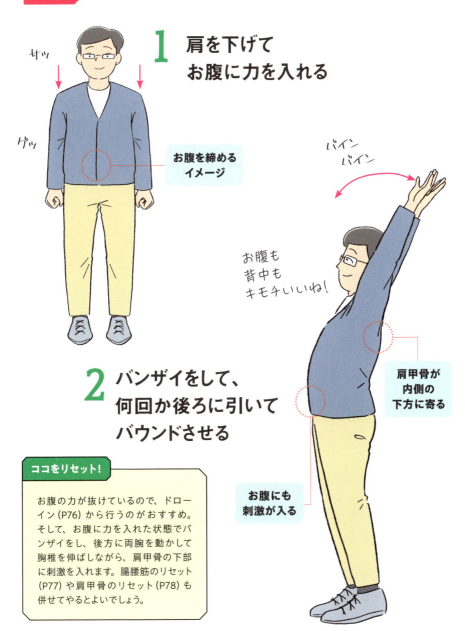

1　肩を下げて お腹に力を入れる

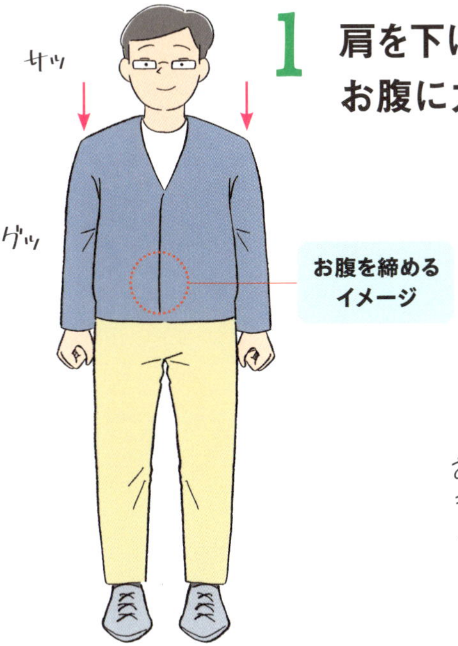
サッ
グッ
お腹を締める
イメージ

2　バンザイをして、何回か後ろに引いて バウンドさせる

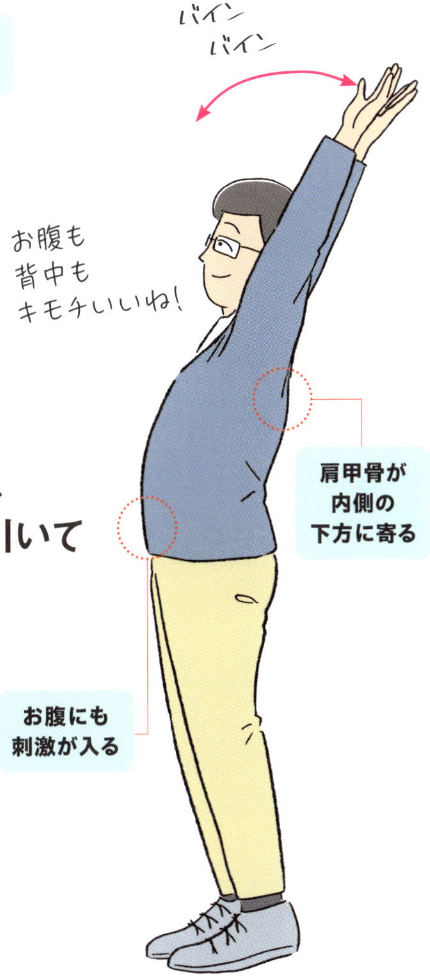
バイン
バイン
お腹も
背中も
キモチいいね！
肩甲骨が
内側の
下方に寄る
お腹にも
刺激が入る

ココをリセット！

お腹の力が抜けているので、ドローイン（P76）から行うのがおすすめ。そして、お腹に力を入れた状態でバンザイをし、後方に両腕を動かして胸椎を伸ばしながら、肩甲骨の下部に刺激を入れます。腸腰筋のリセット（P77）や肩甲骨のリセット（P78）も併せてやるとよいでしょう。

電車のホームで「待ちスマホ」

関係する不調・悩み 頭痛・肩こり・二重あご・ストレートネック

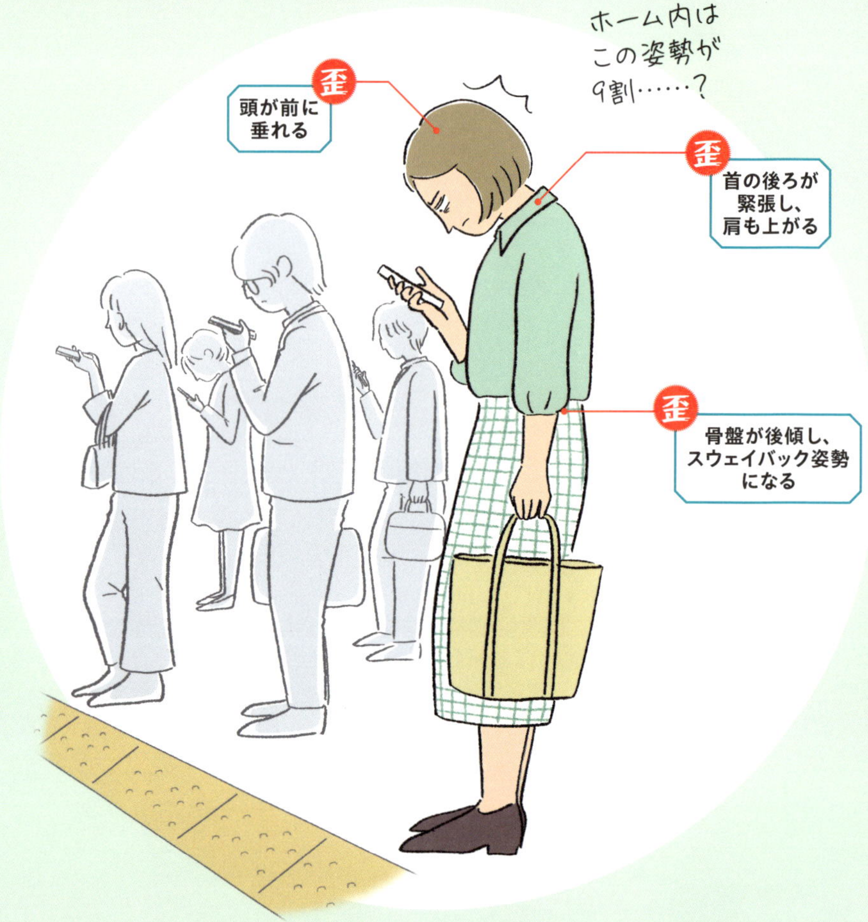
ホーム内はこの姿勢が9割……？
歪
頭が前に垂れる
歪
首の後ろが緊張し、肩も上がる
歪
骨盤が後傾し、スウェイバック姿勢になる

歪 前に垂れた頭を首の後ろで吊っている

電車のホームを見渡すと、ほとんどの人はスマホ画面に没入する姿勢になっています。基本的にお腹の力が抜けたスウェイバック姿勢なのですが、スマホの画面に合わせて首の曲がる角度が深くなり、首肩への負担が大きくなる姿勢といえます。肩こりや首こりはもちろん、視点固定による目の疲れや頭痛などにつながる場合も。荷物を持っていると、さらに肩に力みが加わり、より緊張が増すことになります。

ゆがみリセット

胸を伸ばしながらあごを引く

前に垂れた首のポジションを整える

コレも効く P31、P85、P109、P119

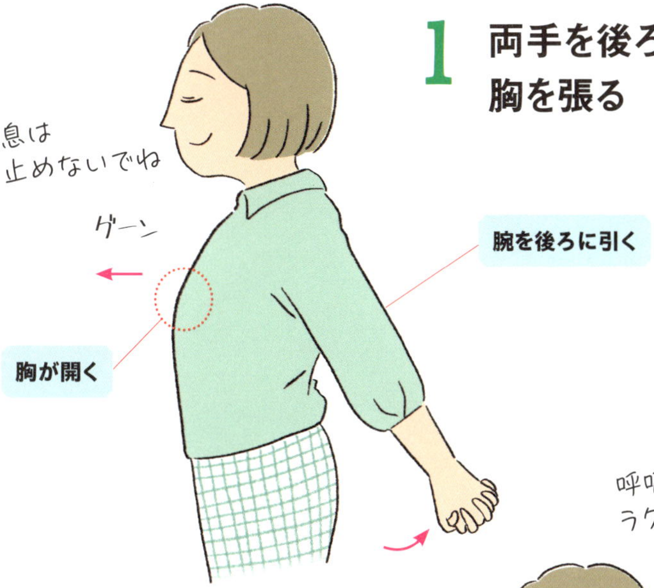
息は
止めないでね
グーン
腕を後ろに引く
胸が開く

1 両手を後ろで組んで胸を張る

2 あごを引く

呼吸も
ラクになるね!
こまめにやると
いいらしい
クイッ
首の後ろが
伸びる

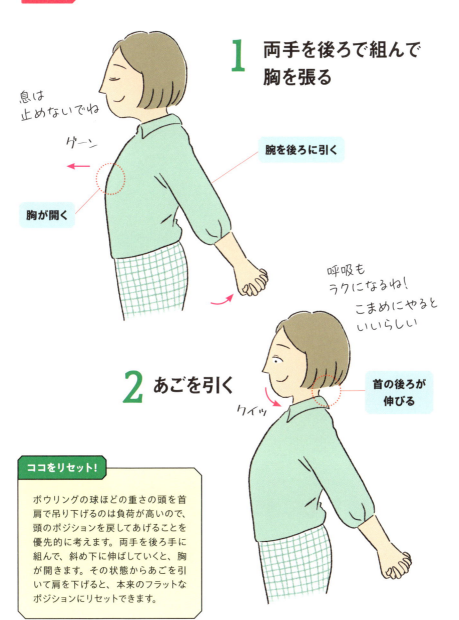

ココをリセット!

ボウリングの球ほどの重さの頭を首肩で吊り下げるのは負荷が高いので、頭のポジションを戻してあげることを優先的に考えます。両手を後ろ手に組んで、斜め下に伸ばしていくと、胸が開きます。その状態からあごを引いて肩を下げると、本来のフラットなポジションにリセットできます。

風雨のなかで傘をさす

関係する不調・悩み　首こり・肩こり・腰痛

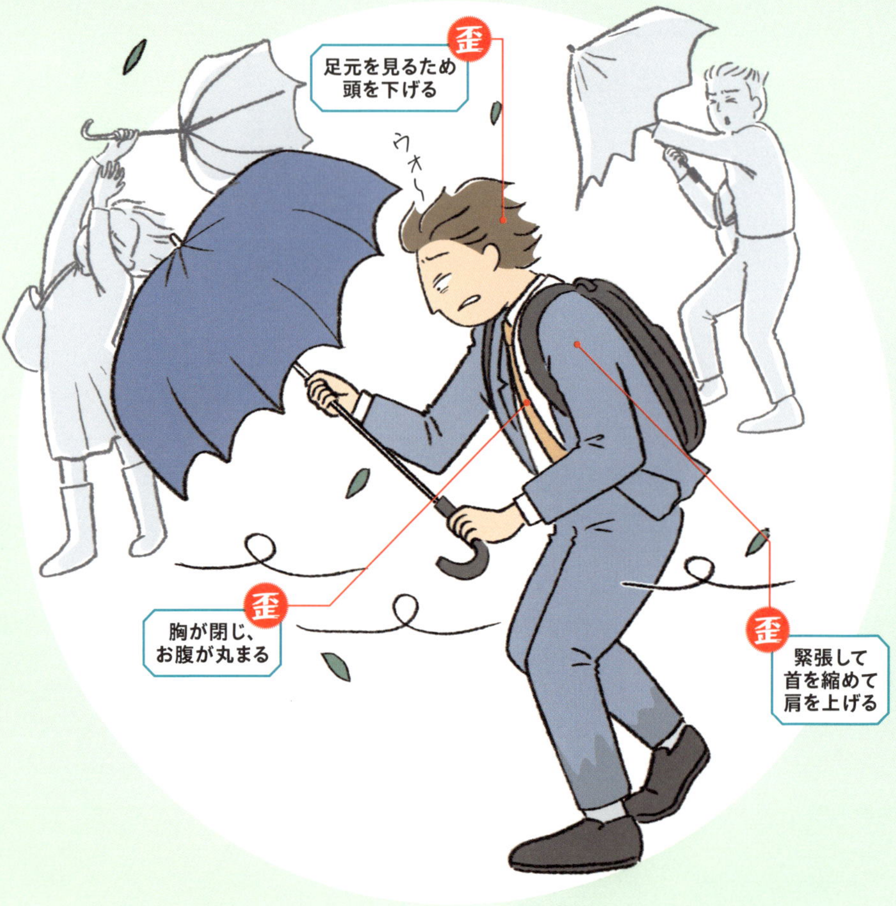
歪
足元を見るため
頭を下げる
ウォ〜
歪
胸が閉じ、
お腹が丸まる
歪
緊張して
首を縮めて
肩を上げる

歪 前面を縮めて全体的に丸まっている

風があるなかで雨をしのぐために傘をさす姿勢。このときは、傘が持っていかれないようにバランスをとる力や、濡れないようにカラダをかばう心理が働くため、基本的に力が入った状態で全身を前側に丸める姿勢になります。足元を気にして頭を下げるので、腰や首肩への負担は意外と大きくなります。雨に注意が向いているので、屋内に入ったときに初めて疲労度の高さに気づくことも多いのではないでしょうか。

ゆがみリセット

両腕を斜め下に伸ばして胸を開く

カラダの前面を大きく広げる

コレも効く　P85、P95

1 両腕を斜め下に伸ばし、胸を大きく開く

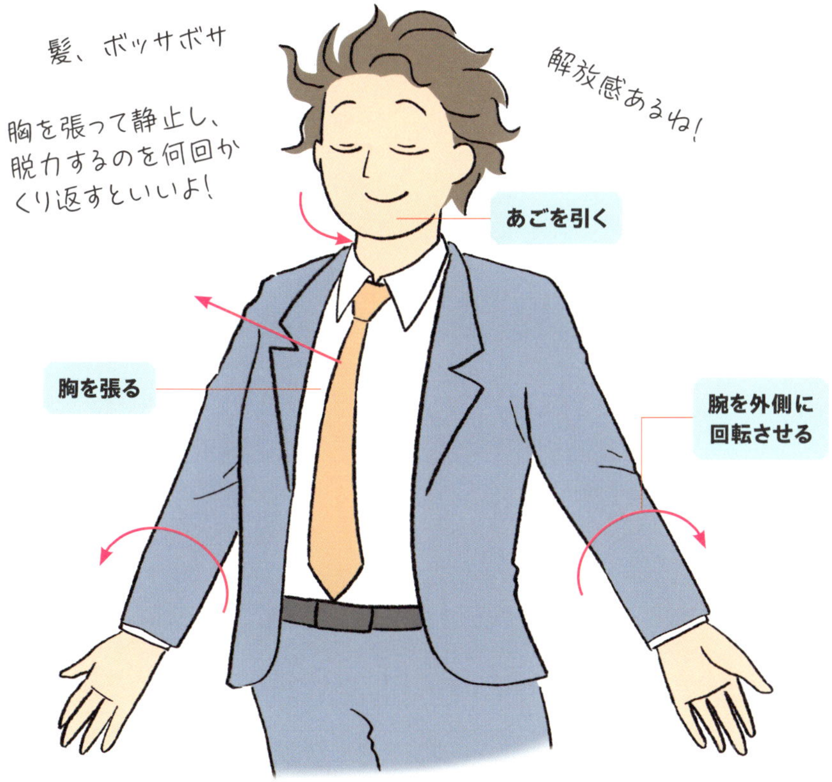
髪、ボッサボサ
解放感あるね！
胸を張って静止し、脱力するのを何回かくり返すといいよ！
あごを引く
胸を張る
腕を外側に回転させる

ココをリセット！

全身が前に向かって丸まっているので、その逆の動きとなる、後方に広げるストレッチで緊張から解放させます。このとき、あごや肩を上げないことが重要。肩を下げたポジションをつくったうえで、両腕を外回転させながら胸を開き、背中の僧帽筋の下部に力を入れながら、伸ばしていきます。

ハイヒールでエレガントに立つ

関係する不調・悩み　腰痛・ひざ痛・太ももが太い・足首が太い

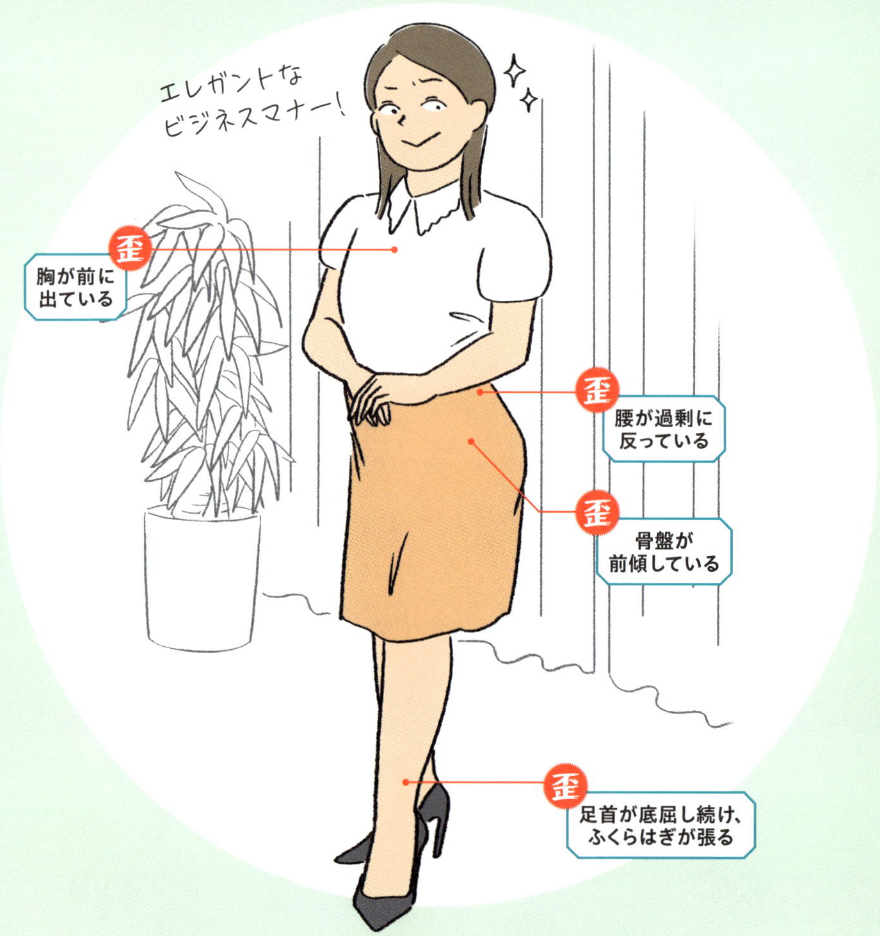
エレガントなビジネスマナー！
歪
胸が前に出ている
歪
腰が過剰に反っている
歪
骨盤が前傾している
歪
足首が底屈し続け、ふくらはぎが張る

歪 反り腰に加え、ふくらはぎに負担

見た目に美しく見せようとする姿勢は、解剖学的には反り腰の姿勢になるので、長時間の継続はゆがみにつながります。ヒールの高い靴は、基本的につま先を床側に倒す（底屈）ことになるので、ふくらはぎの筋肉が縮んだ状態で固まってしまいます。裸足で横になってもつま先が倒れている場合は、底屈がニュートラルになったゆがみ状態なので要注意。必要時以外はヒールの低い靴に履き替えるなどしましょう。

ゆがみリセット

ふくらはぎを伸ばす

縮んだまま固まってしまったふくらはぎをゆるめる！

コレも効く P81、P127

1

壁に手をついて片脚を後方に伸ばし、ふくらはぎを伸ばす

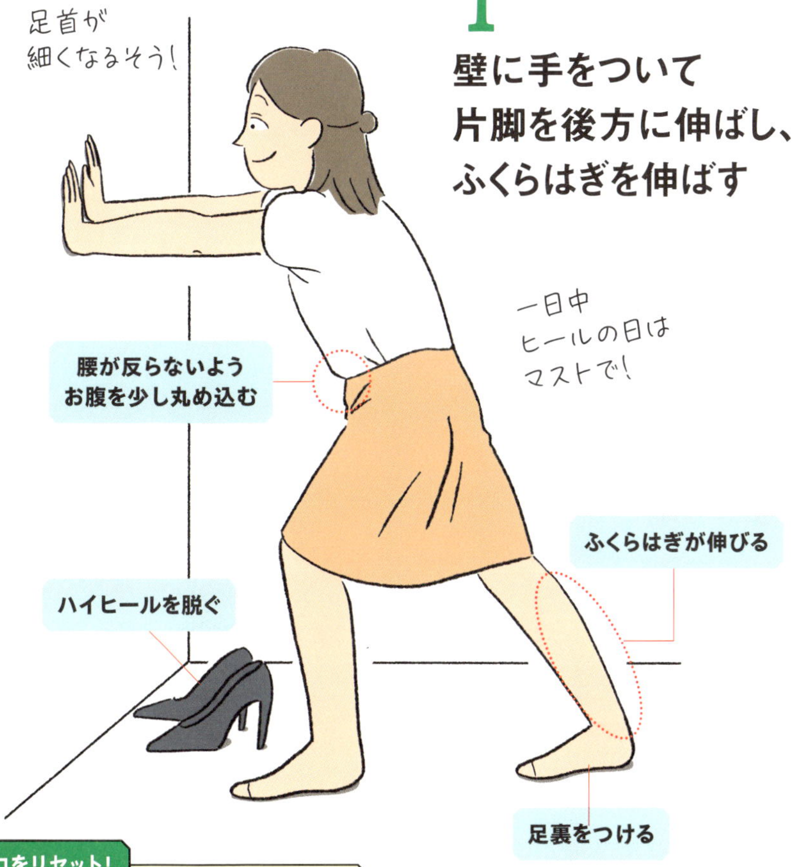
足首が
細くなるそう！
一日中
ヒールの日は
マストで！
腰が反らないよう
お腹を少し丸め込む
ふくらはぎが伸びる
ハイヒールを脱ぐ
足裏をつける

ココをリセット！

反り腰をリセットする対策（P81、P127）に加え、ふくらはぎの緊張をゆるめるストレッチを行います。壁に手をついてカラダを斜めにし、後ろ脚のかかとを床につけた状態で伸ばします。くるぶしの付近には、アキレス腱の滑走をよくする脂肪もあるので、足首まわりをまとめてゆるめます。

カートを押しながら肩が上がる

関係する不調・悩み　腰痛・肩こり・ストレートネック・下腹ぽっこり

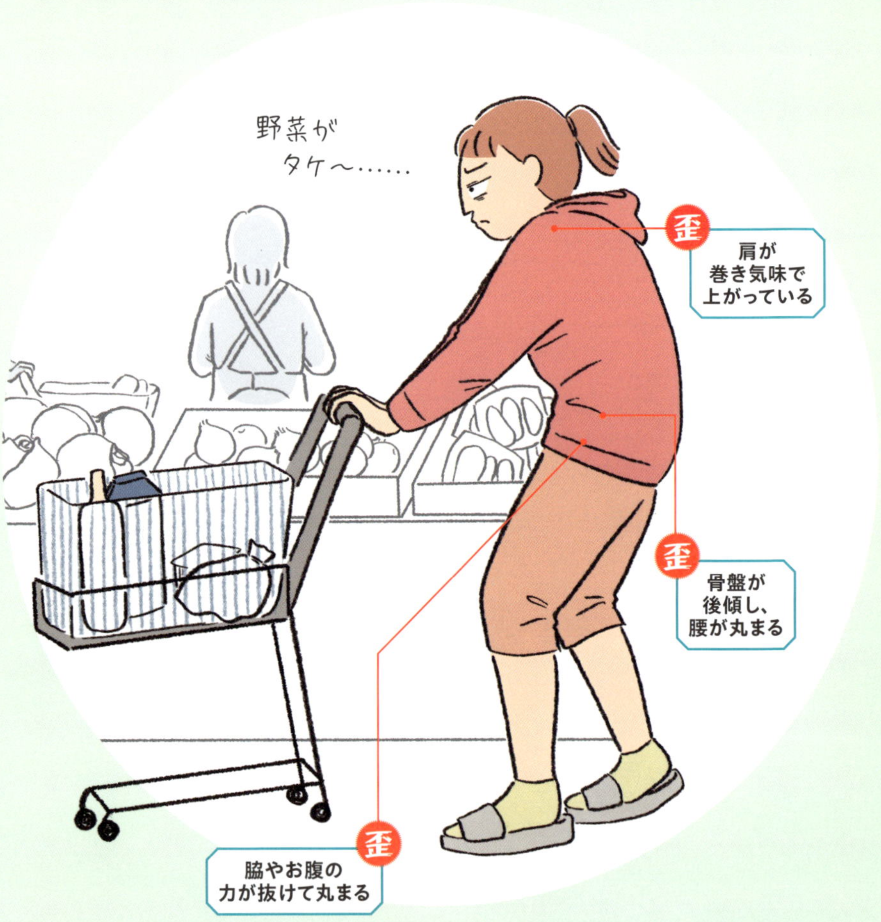
野菜がタケ〜……
歪
肩が巻き気味で上がっている
歪
骨盤が後傾し、腰が丸まる
歪
脇やお腹の力が抜けて丸まる

歪 脇やお腹の力を使えずに肩が上がる

お腹の力が抜けていると、どうしても肩を上げてカートに寄りかかりながら押すことになるので、頭が前に垂れて首肩への負担が大きくなりがち。そのため、肩こりやストレートネックにつながりやすくなります。カートを押す場合は、肩を下げて脇の下にある前鋸筋を利かせることによって、お腹の筋肉（腹斜筋群）とも連動し、ラクな姿勢で負担を軽減することができます。

ゆがみリセット

壁を脇の力で押す

みぞおちを丸めて脇で押す感覚を身につける!

コレも効く P61、P93、P111

1 壁の前に立ち、肩を下げて両手を壁に当てる

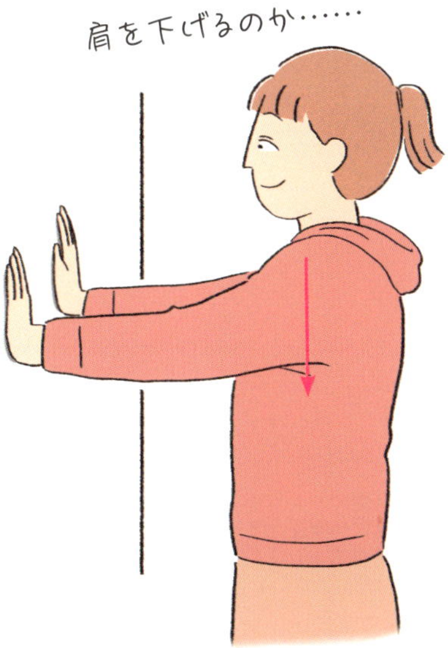
肩を下げるのか……

2 脇の下の力を使うイメージで壁を押す

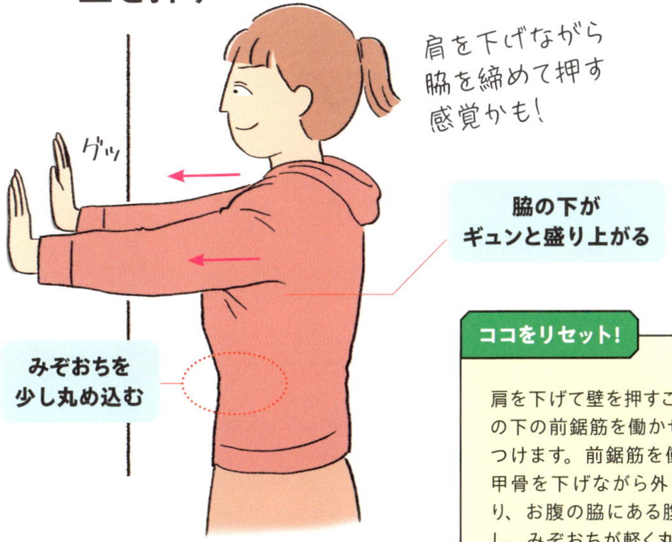
肩を下げながら
脇を締めて押す
感覚かも!
グッ
脇の下が
ギュンと盛り上がる
みぞおちを
少し丸め込む

ココをリセット!

肩を下げて壁を押すことによって、脇の下の前鋸筋を働かせる動きを身につけます。前鋸筋を働かせると、肩甲骨を下げながら外に開くことになり、お腹の脇にある腹斜筋群と連動し、みぞおちが軽く丸まります。モノを前に押すときは、お腹を少し丸めたほうが力を発揮しやすいのです。

ポケットに手を突っ込んで立つ

関係する不調・悩み　肩こり・首こり・下腹ぽっこり

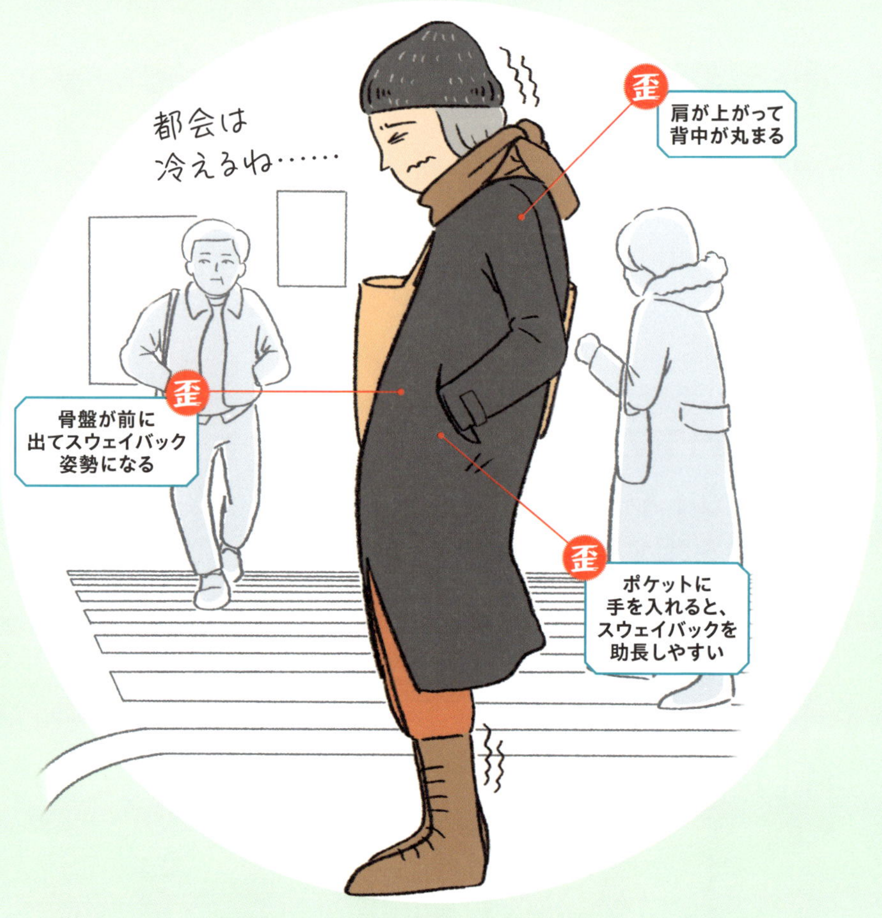
都会は
冷えるね……
歪
肩が上がって
背中が丸まる
歪
骨盤が前に
出てスウェイバック
姿勢になる
歪
ポケットに
手を入れると、
スウェイバックを
助長しやすい

歪 お腹の力が抜けやすいポジションになる

寒い時季に起こりがちなシチュエーションですが、上着のポケットに手を突っ込んだ姿勢です。ポケットに手を入れやすい形をつくるため、お腹の力を抜いて丸まった姿勢になりがち。寒いので肩を上げて前かがみの形にもなりやすく、これが常態化すると、骨盤を前にスライドさせたスウェイバック姿勢を助長することになります。首肩のこりにつながったり、下腹がぽっこり出やすくなったりする場合も。

ゆがみリセット

壁を背にして前屈する

腸腰筋を刺激して使えるようにする！

コレも効く　P76、P77

1 壁を背にして軽くお尻をつけ、両手で鼠径部をさわる

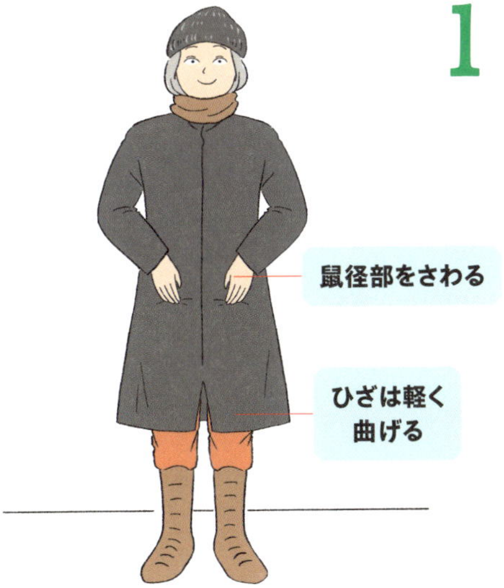
鼠径部をさわる
ひざは軽く曲げる

2 鼠径部から上半身を前に倒す

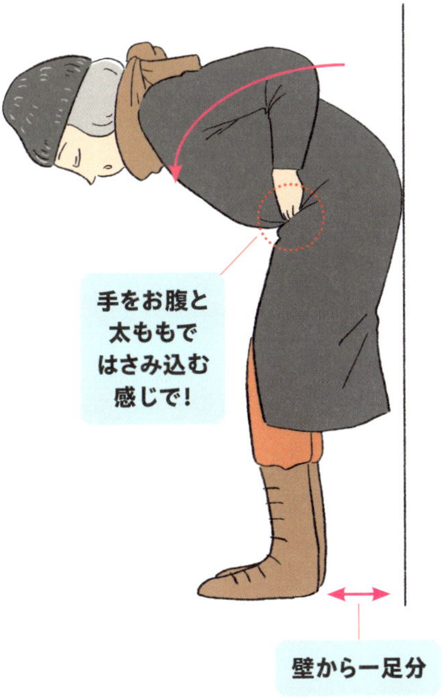
股関節で曲がる感じか〜
手をお腹と太ももではさみ込む感じで！
壁から一足分

ココをリセット！

まずは、抜けたお腹の力をリセットするために、ドローイン（P76）などを行いましょう。そして、壁から一足分前に立ったところでお尻をつけ、その姿勢のまま鼠径部から前屈します。この形をとることで、腸腰筋を刺激することができ、骨盤のポジショニングをリセットできます。

流し台に下腹でもたれかかる

関係する不調・悩み 肩こり・腰痛・下腹ぽっこり

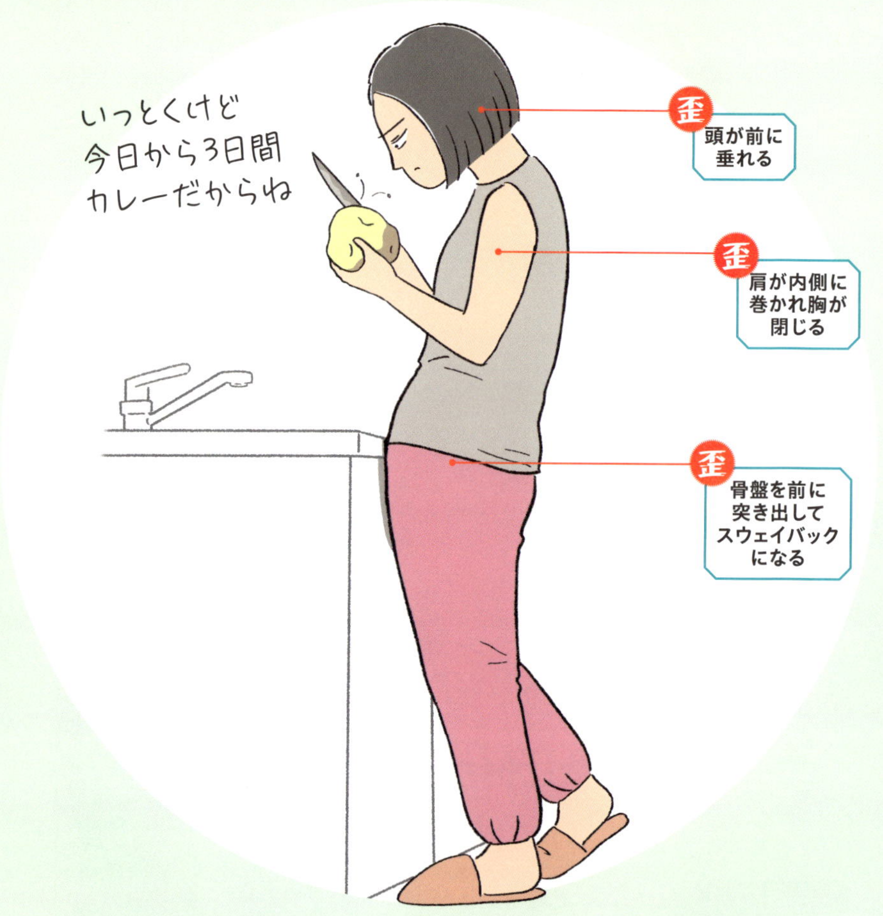
いっとくけど
今日から3日間
カレーだからね
歪
頭が前に
垂れる
歪
肩が内側に
巻かれ胸が
閉じる
歪
骨盤を前に
突き出して
スウェイバック
になる

歪 もたれかかりながらスウェイバック姿勢に

流し台の高さが合わなかったり、普段から反り腰だったりする場合は特に注意したほうがよい姿勢です。基本的には、骨盤を前にずらしたスウェイバック姿勢ですが、下腹を流し台に押し当てて寄りかかる形になります。手元の作業になるため、頭は前に垂れて背中が丸まり、結局は首肩への負担が大きくなりがちです。そのため、スウェイバック対策が有効なリセット法と考えてよいでしょう。

ゆがみリセット

流し台に手をついて前屈する

腸腰筋を刺激して骨盤の位置を整える！

コレも効く P76、P95

1 流し台に両手をかける

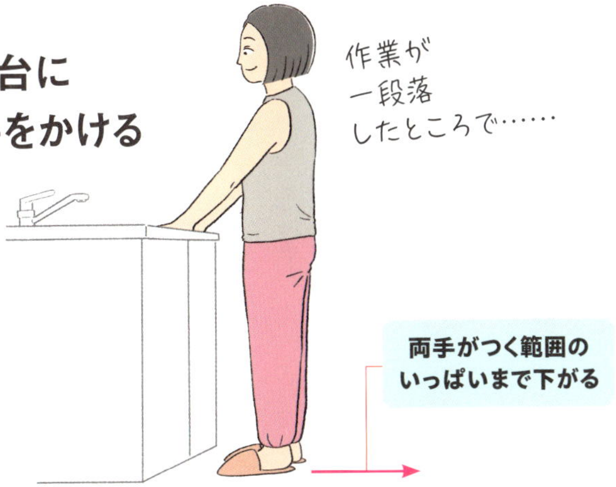
作業が
一段落
したところで……
両手がつく範囲の
いっぱいまで下がる

2 鼠径部から上半身を前に倒しながら、肩を頭の後ろまで入れる

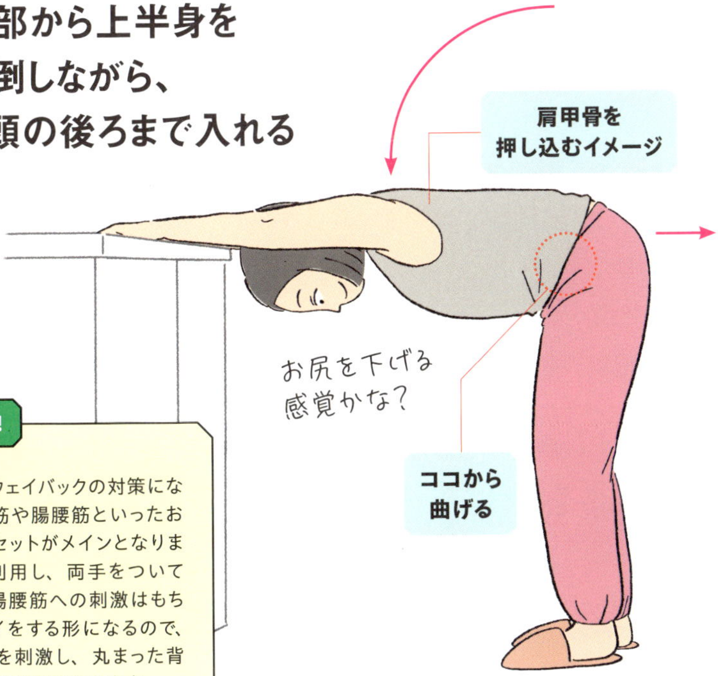
肩甲骨を
押し込むイメージ
お尻を下げる
感覚かな？
ココから
曲げる

ココをリセット！

基本的にはスウェイバックの対策になるため、腹横筋や腸腰筋といったお腹や骨盤のリセットがメインとなります。流し台を利用し、両手をついて前屈すると、腸腰筋への刺激はもちろん、バンザイをする形になるので、僧帽筋の下部を刺激し、丸まった背中をリセットする効果もあります。

人垣のなかでスマホ撮影

関係する不調・悩み 首こり・肩こり・いかり肩

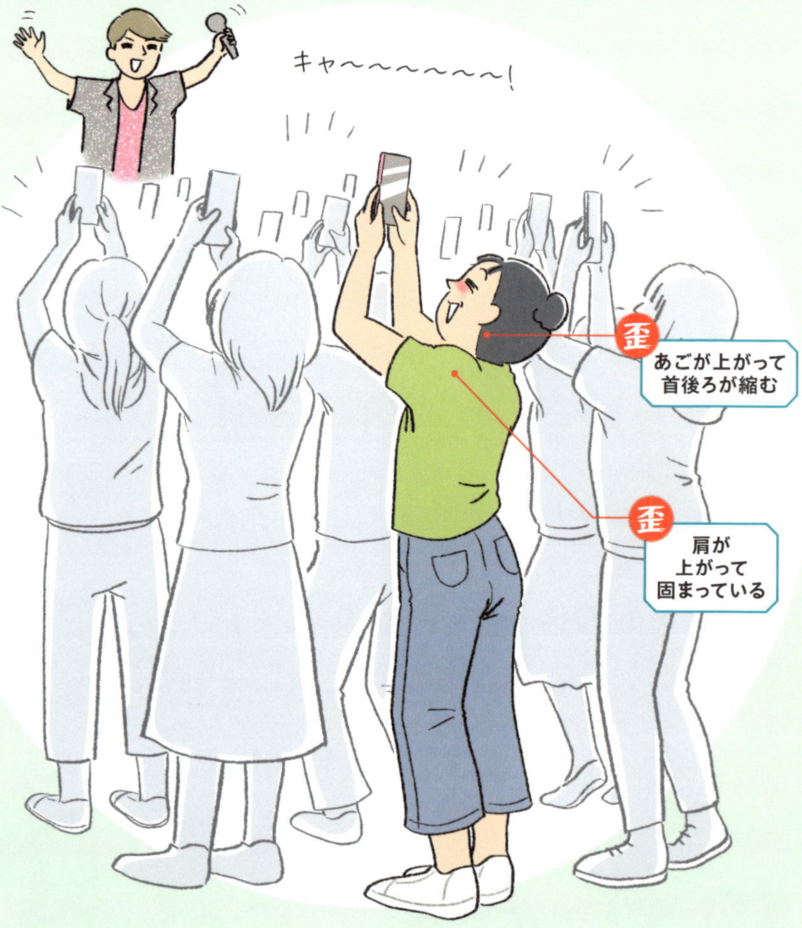
キャ〜〜〜〜〜〜〜!
歪
あごが上がって首後ろが縮む
歪
肩が上がって固まっている

歪 肩を上げて首の後ろを極端に縮める

人垣の上の対象を撮影しようとし、意識が上に向きすぎている状態。必要以上に肩を上げ、さらにあごを上げてしまうため、首の後ろが詰まったような緊張状態に陥ります。この姿勢が長時間に及べば、当然首こりや肩こりを起こしやすくなりますし、日常的に肩を上げるクセがあるようなら、いかり肩にもつながります。首の後ろを極端に縮めてしまうことが大きな問題点といえます。

ゆがみリセット

首の後ろのストレッチ

肩や首後ろの緊張をほぐす！

コレも効く　P31、P85

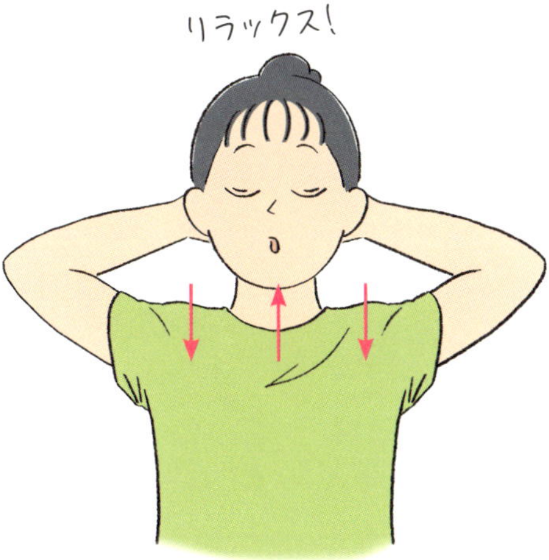
リラックス！

1

両手を後頭部に添え、あごを引いて肩を下げる

2

頭を前に倒す

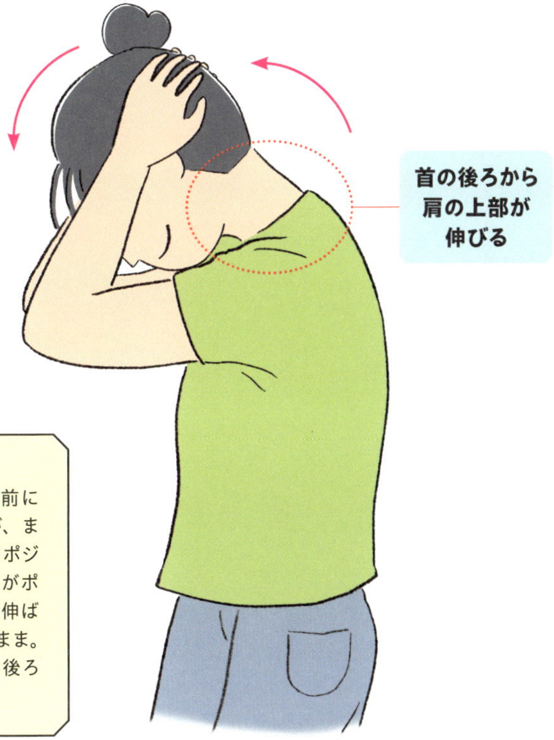
あごを引いたら首の後ろがよく伸びるね！
首の後ろから肩の上部が伸びる

ココをリセット！

首の後ろをゆるめるため、頭を前に倒しながら伸ばしていくのですが、まずは肩を下げてあごを引くというポジションを整える動作から行うことがポイントです。肩が上がった状態で伸ばしても、首のつけ根は詰まったまま。肩を下げてから行うことで首の後ろが正しくリセットされます。

歯磨きのクチュクチュペッ

関係する不調・悩み　腰痛・肩こり・ひざ痛・下腹ぽっこり

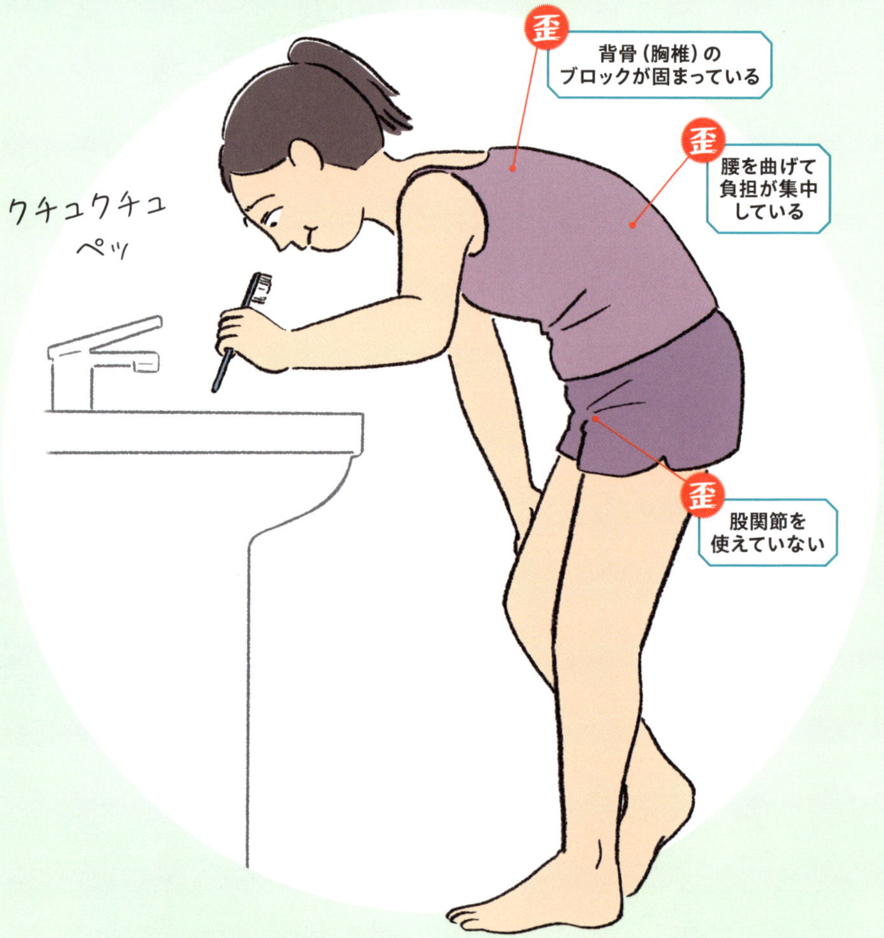
歪
背骨（胸椎）のブロックが固まっている
歪
腰を曲げて負担が集中している
歪
股関節を使えていない
クチュクチュペッ

歪 股関節や背骨の動きが悪い

洗面台に顔を近づける姿勢ですが、この姿勢がツライ場合は、股関節を使う感覚がそもそもない、背骨のブロックひとつひとつの動きが悪いなどの原因が考えられます。そうすると、日常的にスウェイバックや反り腰のようなゆがみを抱えていることが多く、腰痛、肩こり、ひざ痛といった痛みを感じていたり、下腹がぽっこりと出ていたりするなど、さまざまな悩みを併発している可能性が高いといえます。

ゆがみリセット

キャット&カウ（骨盤を前後に動かす）

背骨（胸椎）の動きを改善する!

コレも効く　P77、P95

1

四つんばいになり、脇の下で床を押しながら背中を丸める

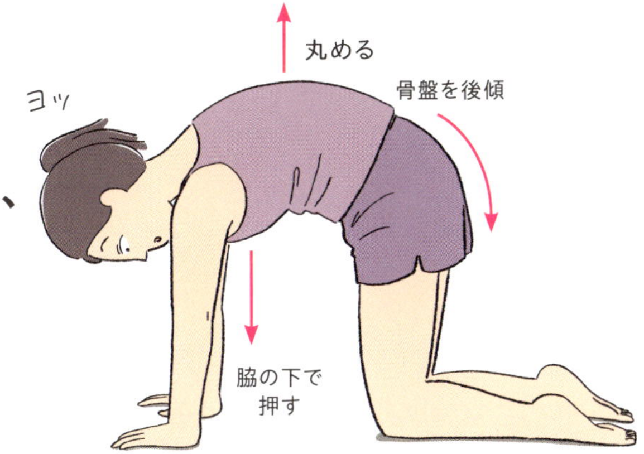

ココをリセット!

普段から股関節や胸椎を動かす（P77、P95）意識を持つことは大切で、基本的な動きをよくするように心がけましょう。また、キャット&カウは、骨盤から背骨の動きの連動を高めるエクササイズ。骨盤の前後の動きと背骨の前後の弯曲をコントロールし、硬さをゆるめていきます。

2

次に背中を反って骨盤を前傾させる

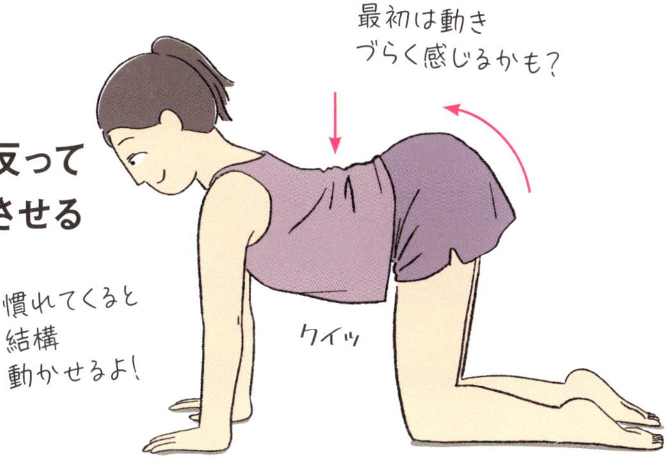

COLUMN

姿勢のゆがみコラム２

「今の暮らし」が、「将来のカラダ」の状態を左右する

本書では、静止している状態＝姿勢について解説していますが、実は人間も動物も動いている状態が基本で、構造的にも機能的にもじっと動かない前提ではつくられていません。動く前提でつくられているにもかかわらず、現代人はとにかく「動かなさすぎ」です。車、電車、デスクワーク、スマホで買い物、動画視聴、ゲームなど……。あまりにも便利になりすぎて、動かなくても生活できますし、動かなくても楽しめる娯楽がものすごく増えています。そのせいで、１日を通してほとんど動かないという人も多く見られます。そうした動かない生活を送っていると、筋肉の伸び縮みが起きる回数が減り、その可動範囲内でどんどん固まってしまいます。それが、こりや不調を生むのです。そのため、日常的に動くことを意識しましょう。車やバスはひと駅手前で降りて歩くとか、階段を使うとか、そうした日々の積み重ねをやるのとやらないのとで、将来のカラダの状態が大きく変わってくるのです。

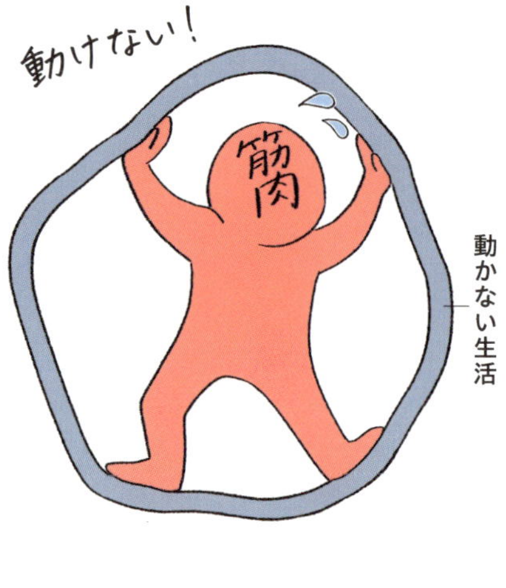

第4章

休んでいるはずなのに疲れる！寝ているときの「姿勢のゆがみ図鑑」

自宅でくつろいでいるときには、ソファーやベッドでゴロゴロ。
脱力したラクな姿勢のはずが、
実は無意識に負担をかけている場合も多いのです！

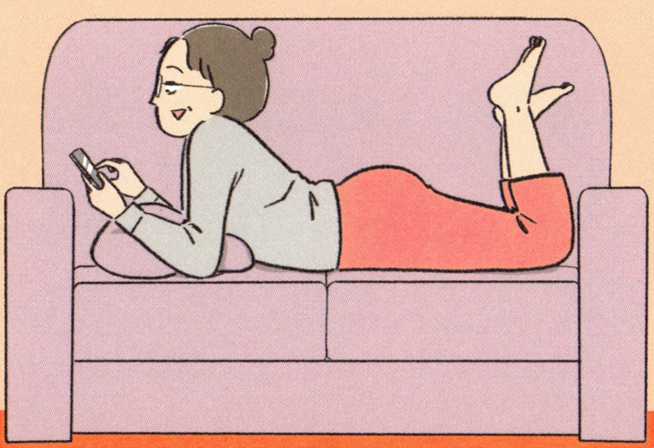

首をひん曲げて スマホを見る

関係する不調・悩み　首こり・肩こり・ストレートネック

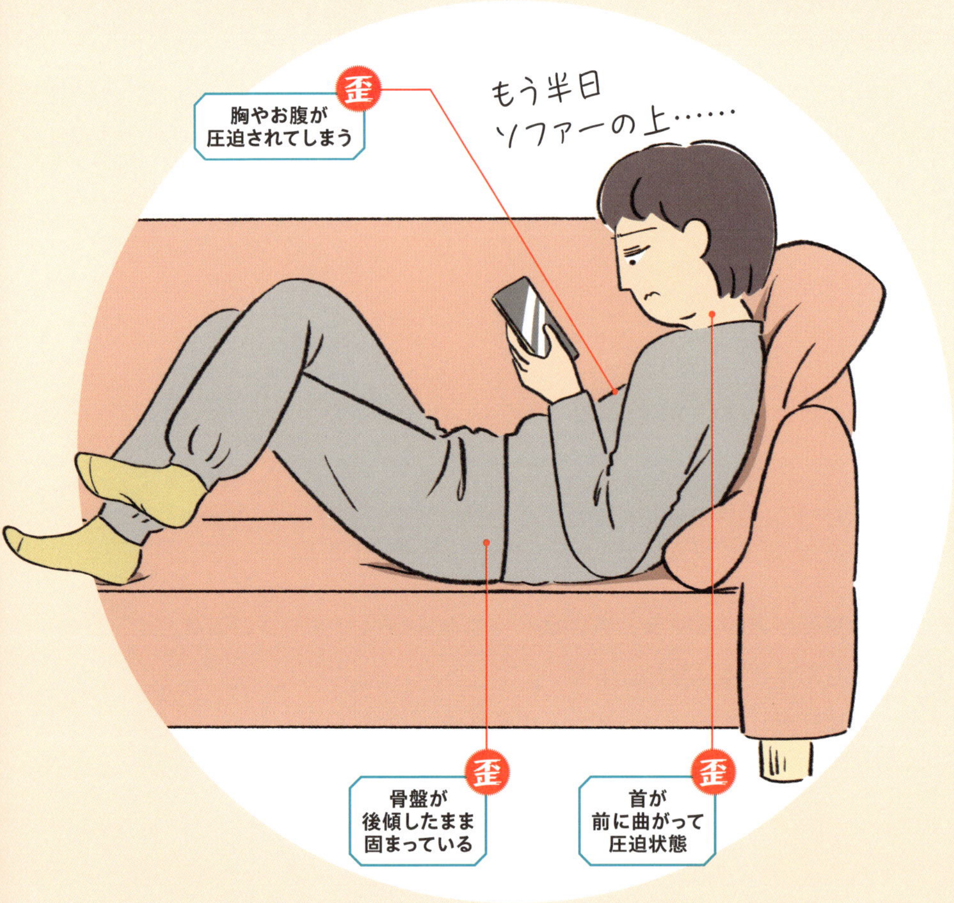
歪
胸やお腹が圧迫されてしまう
もう半日
ソファーの上……
歪
骨盤が後傾したまま固まっている
歪
首が前に曲がって圧迫状態

歪 呼吸が浅くなって内臓にも圧迫感

ソファーにあお向けになって、頭の下にクッションを入れ、スマホなどを見ながらくつろいでいる姿勢。座る姿勢よりも首にかかる重力的な負担はないのですが、形的には首を前方に曲げていることに変わりはないので、ストレートネックにつながる可能性はあります。また、胸を閉じてお腹を丸めたときに生じる圧迫は継続することになるので、血流の低下や呼吸が浅くなるといった不調が起こると考えられます。

ゆがみリセット

スフィンクス姿勢でお腹を伸ばす

圧迫されたお腹を解放する！

コレも効く P32

1 うつ伏せで両ひじを立て、上半身を起こす

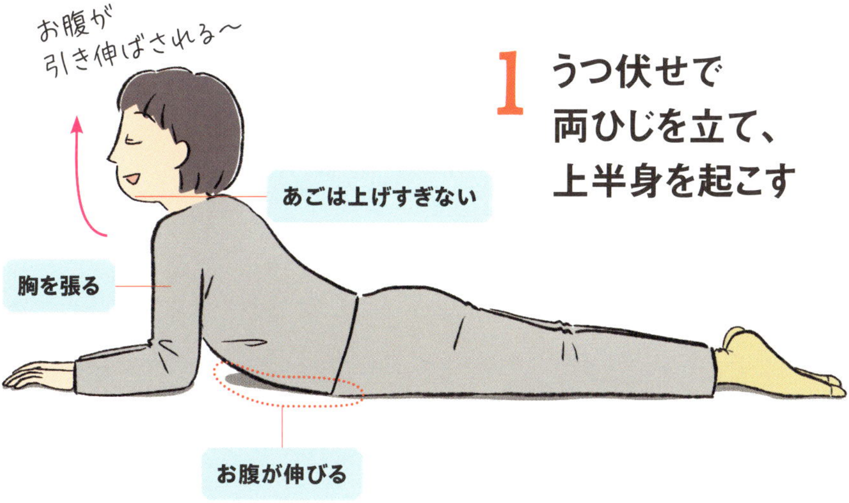
お腹が
引き伸ばされる〜
あごは上げすぎない
胸を張る
お腹が伸びる

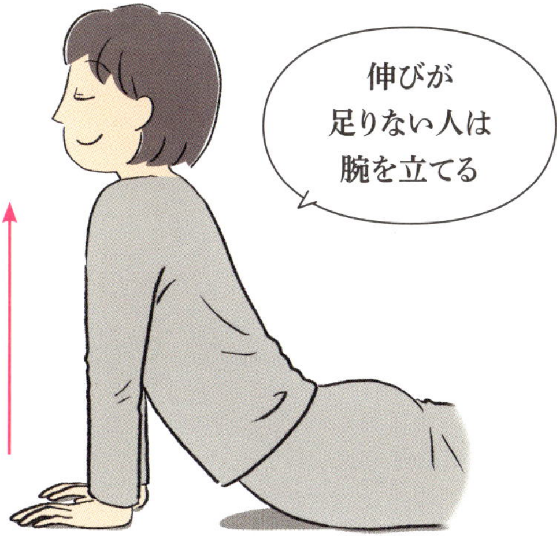
伸びが
足りない人は
腕を立てる

ココをリセット！

まずは、みぞおちを刺激して（P32）、お腹の圧迫を解消することが効果的。そして、うつ伏せから両ひじを立てて、お腹を伸ばすストレッチを行います。お腹の真ん中にある腹直筋を中心に、カラダの前面をしっかり伸ばすことができます。あごや肩が上がらないように注意しましょう。

横向きに首を曲げて寝る

関係する不調・悩み　肩こり・首こり・手首痛・片脚重心

歪
手首が反ったまま固まっている
平和だね……
歪
肩が縮んで緊張している
歪
片側の脇が引き伸ばされる

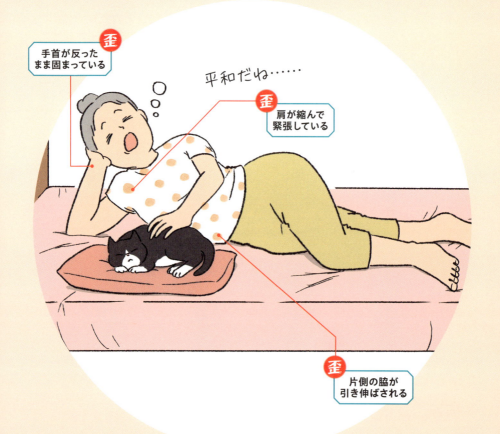

歪 住環境の影響で左右差が生まれやすい

横向きに寝て首を曲げる姿勢は、自宅でよくやる姿勢のひとつです。この姿勢は、ソファーやベッドの向き、テレビの位置など住環境の影響で、カラダの向きを限定されやすく、脇や首肩、腕の緊張度に左右差が生まれやすくなります。これも可能な範囲でカラダの向きを変えるなどのリセットをこまめに行ったほうがよいでしょう。その左右差が、日常的な片脚重心などにクセとして反映されやすくなるためです。

ゆがみリセット

四つんばいで前腕を伸ばす

前腕の表と裏をバランスよく伸ばす！

コレも効く　P85

1 四つんばいになって、指先を手前に向けて、手のひらを床につける

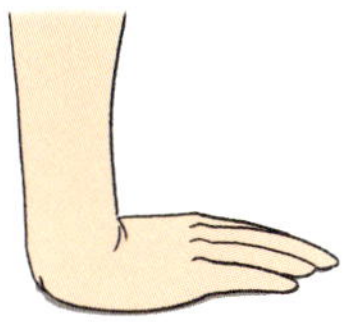

2 腰を落とす

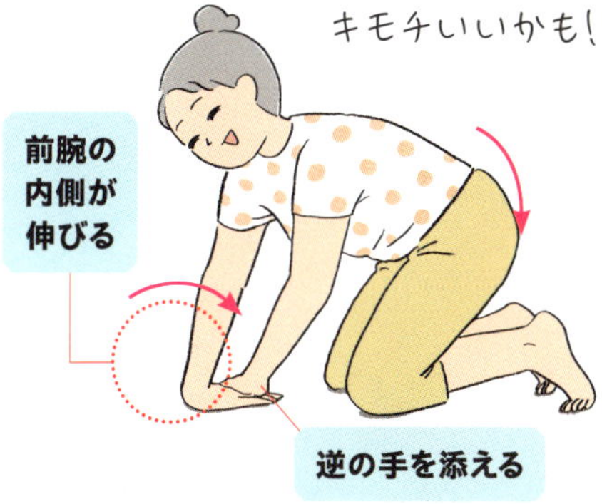
キモチいいかも！
前腕の内側が伸びる
逆の手を添える

3 今度は裏返して、手の甲を床につける

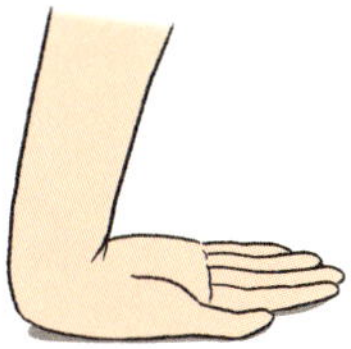

4 ひじを外側にまわし、腰を落とす

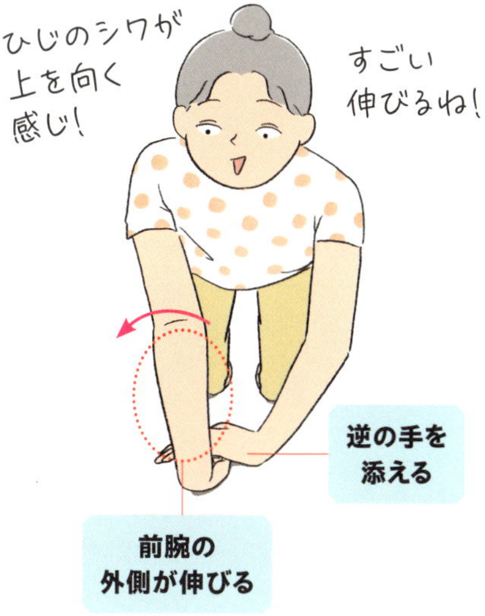
ひじのシワが上を向く感じ！
すごい伸びるね！
逆の手を添える
前腕の外側が伸びる

ココをリセット！

首肩のリセット（P85）などを行いつつ、折り曲げたほうの肩からひじ、手首の緊張をやわらげるストレッチを行います。手のひらを床につけると、前腕の内側が伸び、手の甲を床につけると前腕の外側が伸びます。指を曲げ伸ばす筋肉があるので、スマホ操作後のリセットにも効果的です。

うつ伏せで首ひねり

関係する不調・悩み　肩こり・首こり・ストレートネック

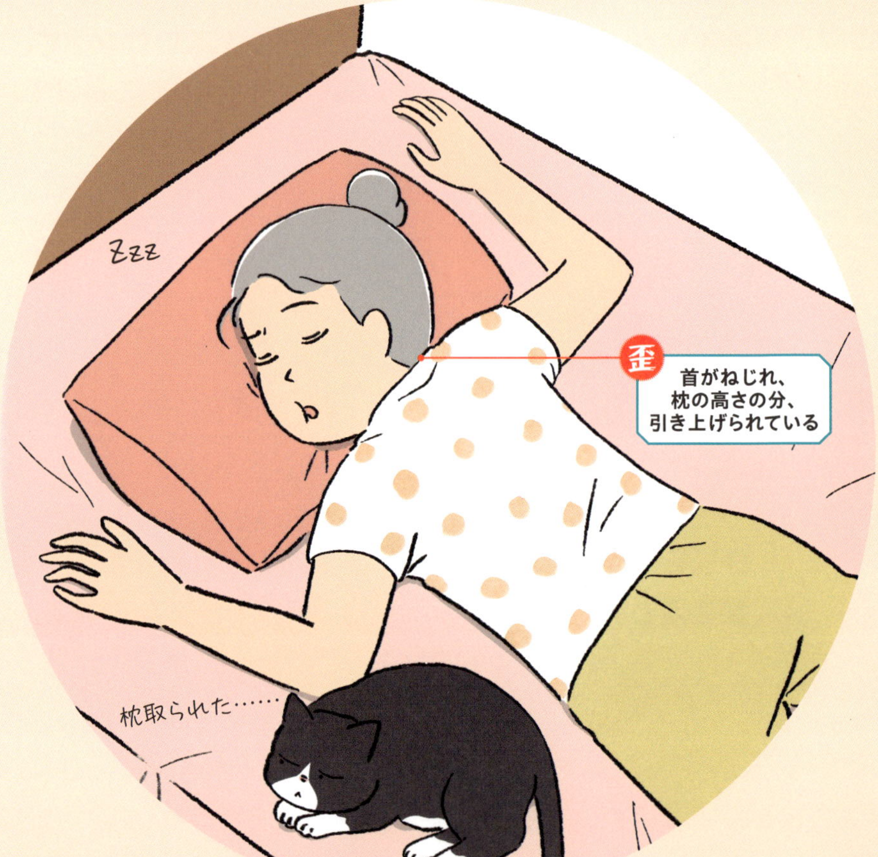
Zzz
歪
首がねじれ、
枕の高さの分、
引き上げられている
枕取られた……

歪 首のつけ根をねじり上げている

うつ伏せで首を横にすると、枕の高さの影響もありますが、首をねじり上げている状態になります。すると、首のつけ根（耳の後ろあたり）がギュッと縮んで、胸鎖乳突筋や僧帽筋の上部といった周辺筋肉が緊張してしまいます。このまま寝続けると、起床時には首や肩にこりを感じることが多く、ストレートネックを招く原因にもなります。寝ているときはどうにもできないので、起きたときにリセットしましょう。

ゆがみリセット

後頭部を押圧してほぐす

首のつけ根となる耳の下や後頭部をゆるめる！

コレも効く P31、P125

1 耳の後ろのくぼみを親指でほぐす

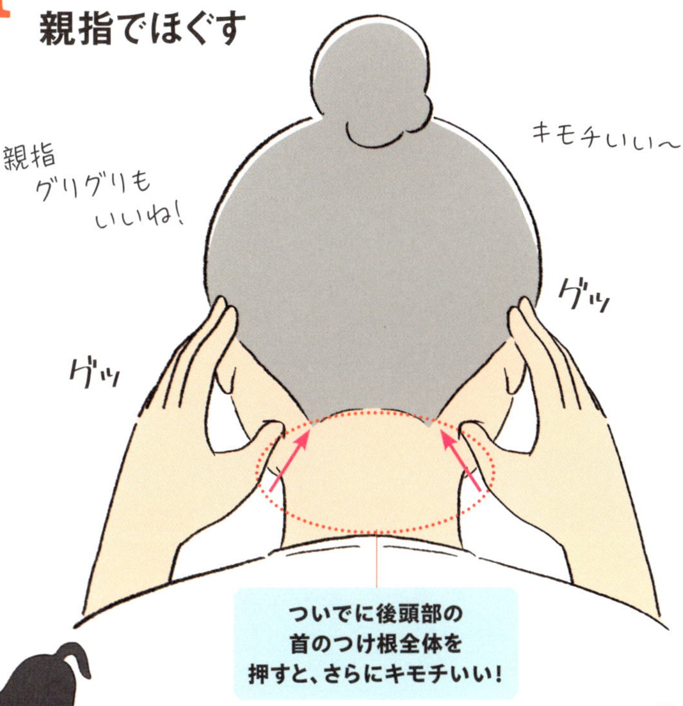
親指
グリグリも
いいね!
キモチいい〜
グッ
グッ
ついでに後頭部の
首のつけ根全体を
押すと、さらにキモチいい！

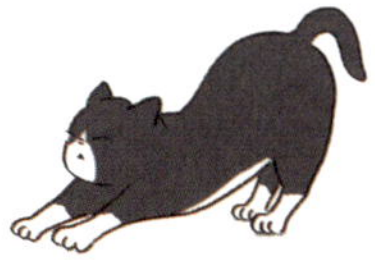

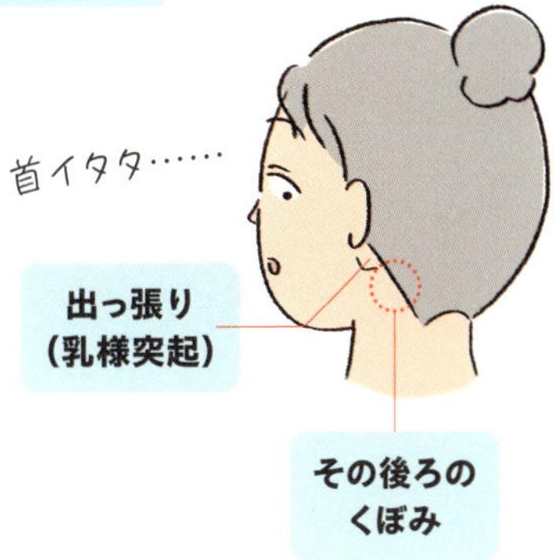
首イタタ……
出っ張り
（乳様突起）
その後ろの
くぼみ

ココをリセット！

耳の後ろに出っ張りがありますが、これを乳様突起といい、そこから鎖骨のつなぎ目に向かって胸鎖乳突筋という筋肉がつながっています。胸鎖乳突筋は、首のポジションを支える重要な筋肉ですが、これを親指で押すことによって緊張をゆるめていきます。首のストレッチ（P31）も一緒に。

デスクに突っ伏して寝る

関係する不調・悩み　首こり・肩こり・腰痛・下腹ぽっこり

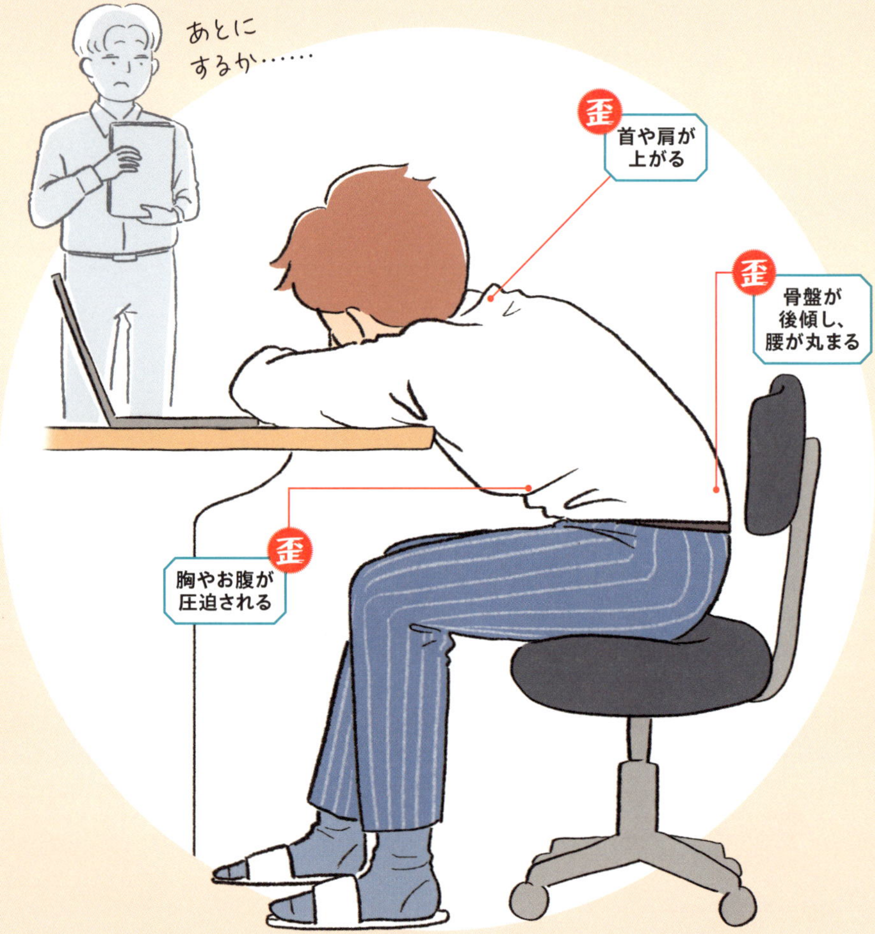
あとに
するか……
歪
首や肩が
上がる
歪
骨盤が
後傾し、
腰が丸まる
歪
胸やお腹が
圧迫される

歪 胸やお腹の圧迫が強い

デスクに突っ伏して寝る姿勢の場合、首や肩は上がるものの、うつ伏せのときよりは負担は大きくなく、それよりも前に上半身を丸めることによる腹部や胸部への圧迫の負担のほうが大きくなります。もちろん、腰を丸めることにもなるので、曲げ方によっては腰痛のリスクもあります。腹部の力が抜けた状態で丸めて圧迫する形になるので、下腹がぽっこりと出てくる場合もあるでしょう。

ゆがみリセット

座って骨盤の前後運動

背骨や骨盤を動かして緊張をゆるめる!

コレも効く P32、P76

1 座って背中を丸めて伸ばす動きを交互にくり返す

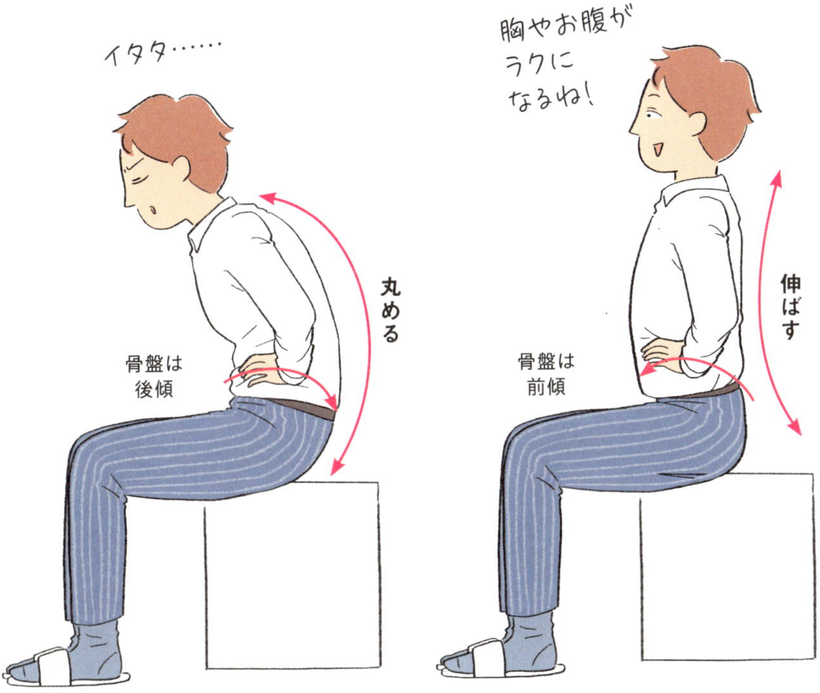

ココをリセット!

まずは、みぞおちを刺激して（P32）お腹の緊張をゆるめておき、ドローイン（P76）でお腹の力を入れる感覚を身につけるのが効果的です。そこからさらに、座った姿勢から骨盤を前後に動かして、背骨全体を丸める&伸ばす動きを反復し、固まった背骨や骨盤をリセットします。

セルフ腕枕

関係する不調・悩み　首こり・肩こり・腰痛・下腹ぽっこり

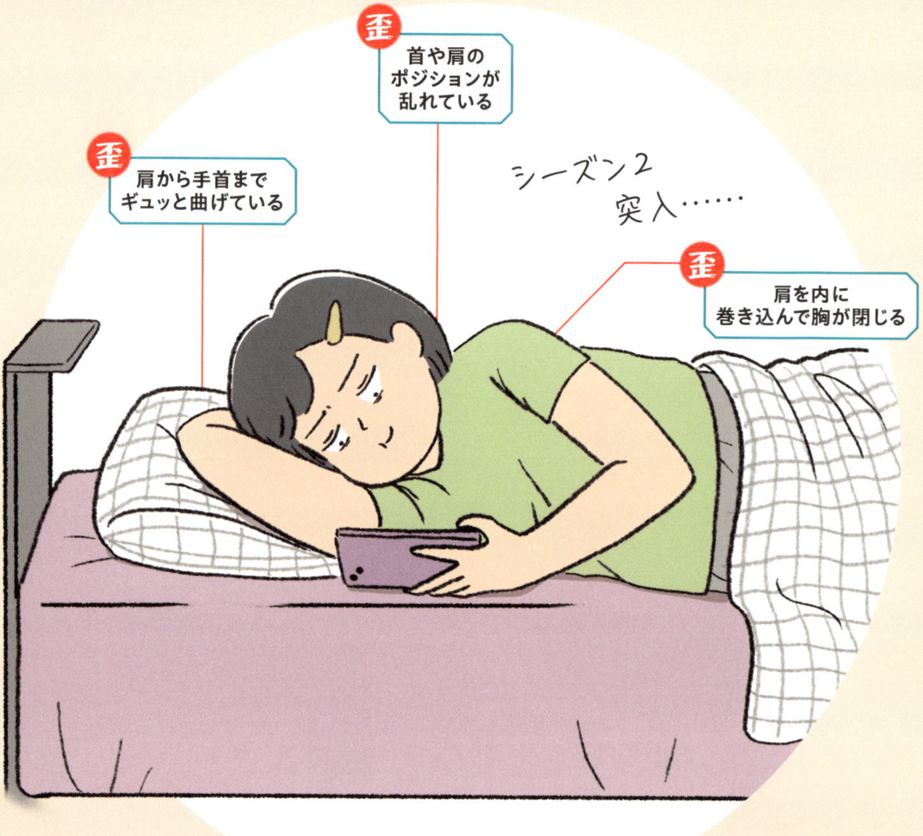

歪 腕のすべての関節を曲げっぱなし

枕やクッションの高さが微妙にしっくりこず、セルフ腕枕で調整するシチュエーションもあると思います。この場合、枕側の腕は肩からひじ、手首をすべて折り曲げる形となり、そこへ頭をのせることによる圧迫が加えられます。長時間その姿勢を続けると、ひじや手首を折り曲げる上腕や前腕の筋肉が緊張するので、そうなる前に姿勢を変えるなどのリセットを意識することが大切です。

ゆがみリセット

力こぶの筋肉を伸ばす

肩やひじ、手首を伸ばしてリリース！

コレも効く P31、P85、P141

ココをリセット！

首や肩の緊張をリセットするストレッチ（P31など）は、もちろん有効なアプローチとなります。これに加え、折り曲げた腕の緊張をストレッチでゆるめていきます。腕を後方へ伸ばしながら内回転させると、上腕二頭筋という力こぶの筋肉が伸び、低下していた血流もうながすことができます。

1 片腕を後方に伸ばしながら内側にまわす

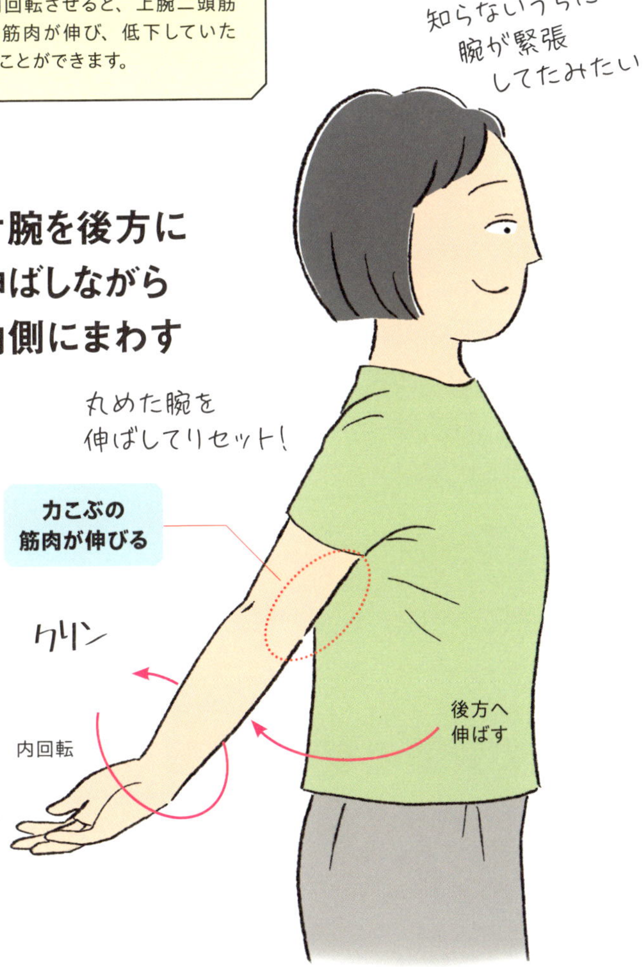
知らないうちに
腕が緊張
してたみたい
丸めた腕を
伸ばしてリセット！
力こぶの
筋肉が伸びる
クリン
内回転
後方へ
伸ばす

枕が合っていない

関係する不調・悩み　首こり・肩こり・ストレートネック

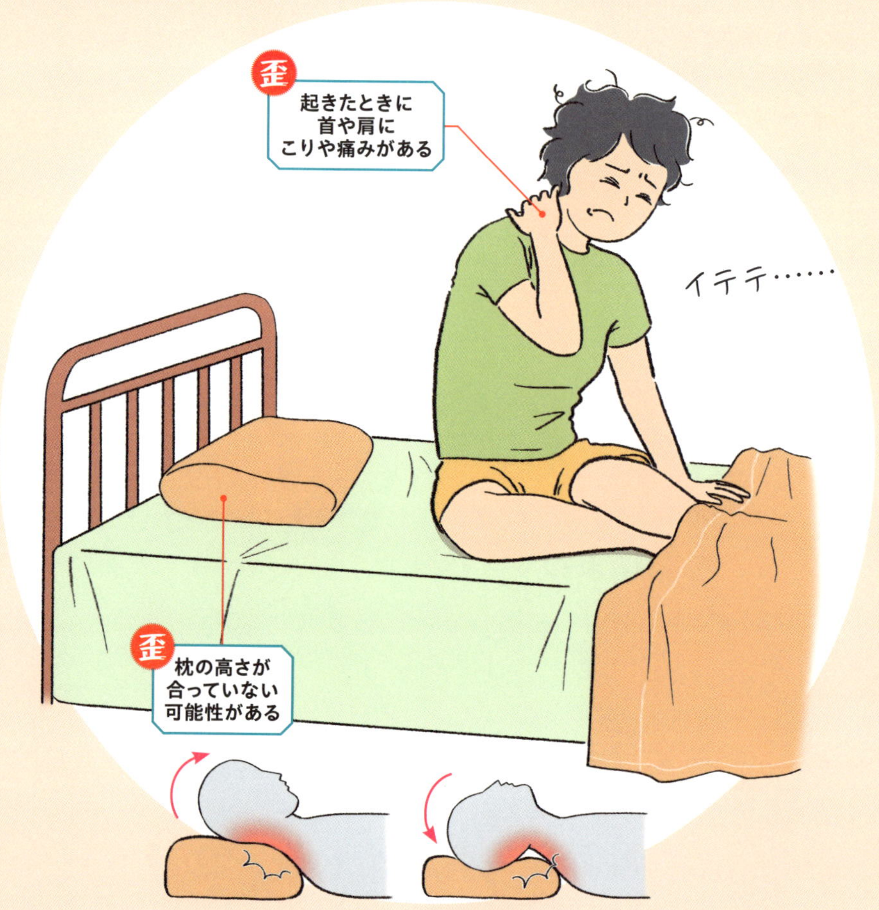
歪
起きたときに
首や肩に
こりや痛みがある
イテテ……
歪
枕の高さが
合っていない
可能性がある

歪 普段の姿勢のゆがみが寝るときにも影響

寝るときの姿勢も日常の姿勢のクセが反映されるもの。たとえば、起床したときに首の後ろや肩に疲労感がある場合は、枕が合っていないことが考えられます。普段から前かがみの姿勢でストレートネック気味になっている人は、枕が高いと首の形状にフィットするので寝やすく、低いと寝にくいということもあります。枕の調整はプロに相談するとして、姿勢にゆがみがある場合はリセットすることが必要です。

ゆがみリセット

耳の下のくぼみを押圧ほぐし

首の横の筋肉を押して首のポジションを整える！

コレも効く P31、P119

1 耳の下のくぼみを人差し指から薬指の3本の指先で押す

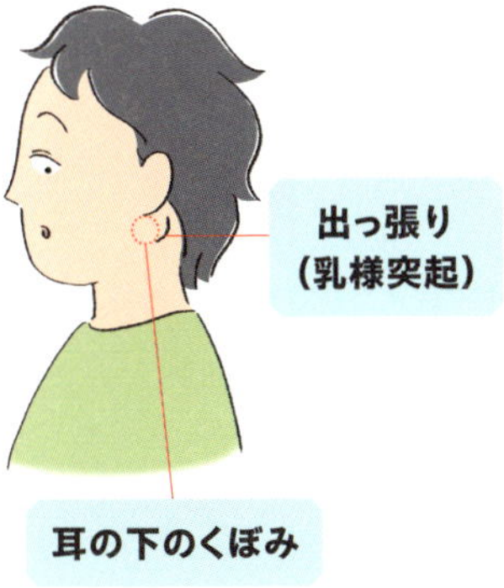
出っ張り
（乳様突起）
耳の下のくぼみ

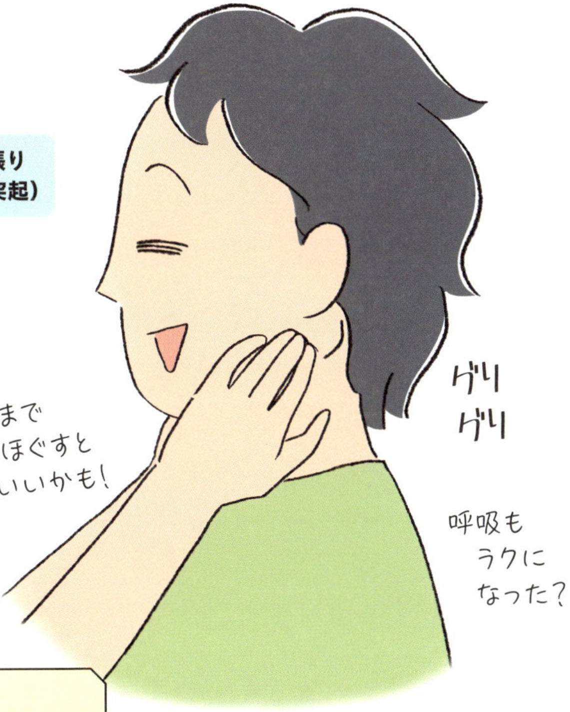
グリ
グリ
後頭部まで
一緒にほぐすと
キモチいいかも！
呼吸も
ラクに
なった？

ココをリセット！

枕の高さが合っていない場合は、高くても低くても首の後ろに負担がかかることに変わりはありません。特に首のポジショニングに影響する筋肉で、首の横（耳の下）にある胸鎖乳突筋をゆるめるのは効果的です。首のストレッチ（P31）や後頭部のリセット（P119）も併せてやりましょう。

両ひじを立てて
スマホを見る

関係する不調・悩み　首こり・肩こり・腰痛・眼精疲労

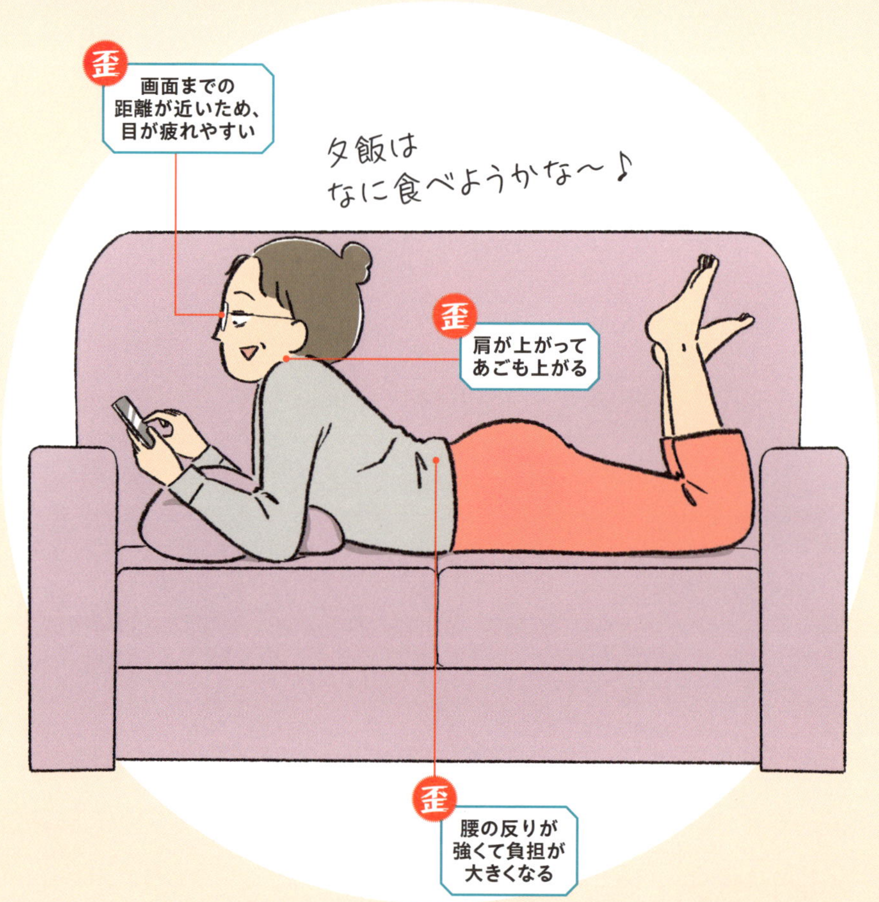
歪
画面までの距離が近いため、目が疲れやすい
夕飯は
なに食べようかな～♪
歪
肩が上がってあごも上がる
歪
腰の反りが強くて負担が大きくなる

歪 腰を反ることの負担が大きい

うつ伏せで両ひじを立てながら腰を反らせる姿勢。この場合、腰を極端に反らせる負担が大きく、それと連動し、肩やあごが上がり、首を後ろに反らせる形になって背面が緊張状態になります。腰痛につながりやすい姿勢でもあり、スマホとの距離が物理的に近づくので、目の疲れなどにも影響します。背面が縮んだ状態で緊張しているので、逆に伸ばしながらバランスをとる必要があります。

ゆがみリセット

ひざを抱えてゆりかご

縮めた腰を逆の動きで伸ばす！

コレも効く P69、P79

1 あお向けになって、両ひざを抱えながら腰を丸める

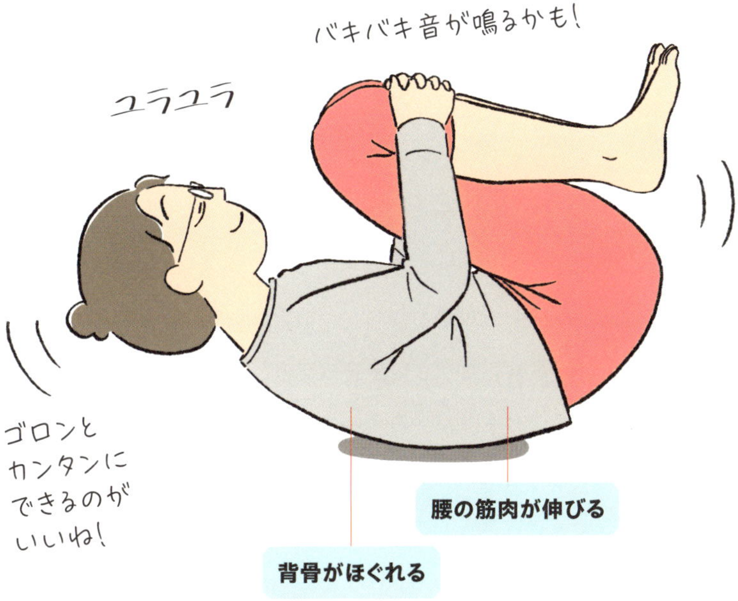
バキバキ音が鳴るかも！
ユラユラ
ゴロンとカンタンにできるのがいいね！
腰の筋肉が伸びる
背骨がほぐれる

ココをリセット！

腰を反らせる形とは逆に、あお向けになって腰を丸めながら、ユラユラとした動きで腰まわりを伸ばしていきます。腰椎のブロックの硬さもほぐれ、しなやかな背骨にリセットできます。また、腰のツイスト運動でゆるめるリセット法（P79など）も併せて行うと、さらに効果的です。

COLUMN

姿勢のゆがみコラム3

心のストレスでカラダが硬くなる？

心のストレスは、あまり姿勢とのつながりはなさそうに見えますが、実は無関係ではありません。たとえば、人間関係で嫌なことがあったときに、胸を張って顔を上げる人は多くないと思います。

なにか心的ストレスが加わった場合、脳の深層にある大脳辺縁系《だいのうへんえんけい》という本能や感情を司る部位が反応し、そこから「危機に備えよ！」という指令が下されます。人間は危機に直面すると、ギュッとカラダを縮ませて身構えますが、それは実際に自律神経の交感神経を通じて、血管を収縮させたり、心拍数を上げて活動モードに切り替えたりした結果の反応といえます。

ストレスの度合いによりますが、日常のストレスも基本的には交感神経が反応して緊張を高めることには変わりはないので、無意識に肩を上げたり、呼吸が浅くなって胸を閉じたり、筋肉が縮んで緊張する傾向にあるため、姿勢が前かがみになりやすくなるといえます。姿勢は環境がデザインするものですが、環境には心の状態も含まれると考えましょう。

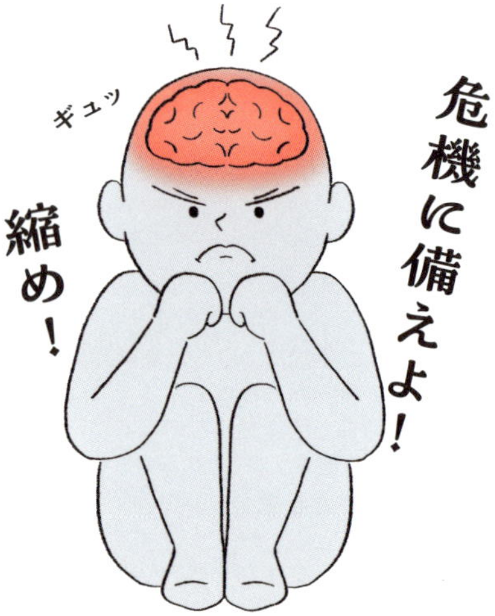

第 5 章

放っておくと後悔する〝アレ〟を生む「姿勢のゆがみ図鑑」

姿勢のゆがみが生むのは、こりや痛みだけではありません。
実はカラダのパーツをゆがませて、
見た目のコンプレックスの原因になっている場合も！

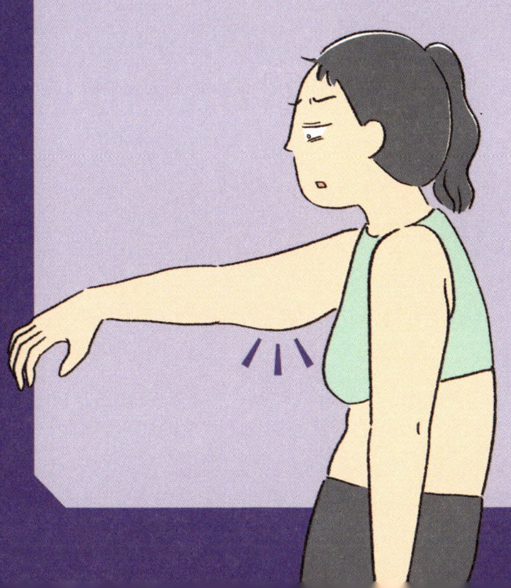

口が開いてしまう

関係する不調・悩み 肩こり・ストレートネック・二重あご

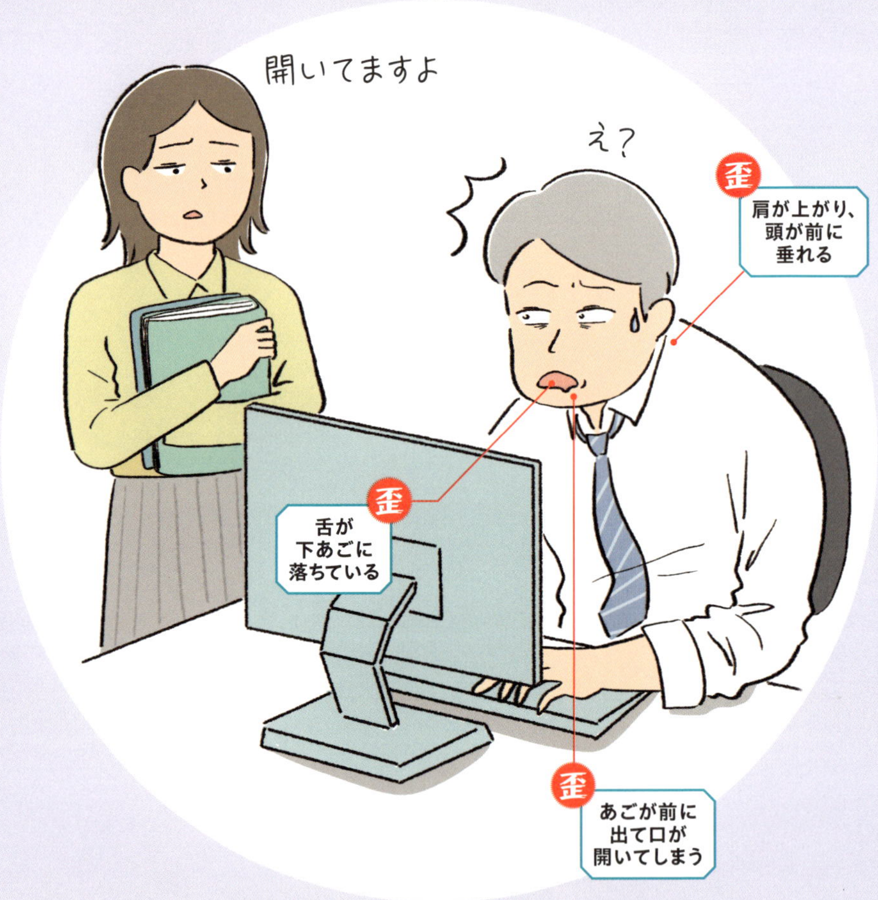
開いてますよ
え?
歪 肩が上がり、頭が前に垂れる
歪 舌が下あごに落ちている
歪 あごが前に出て口が開いてしまう

歪 前かがみ姿勢で下あごが引っ張られる

なにかに集中すると、つい口が開いてしまうという悩み。この原因のほとんどは、ストレートネックです。つまり、頭が前に垂れてしまうことが、口が開いてしまう主な原因といえます。頭が前に出ると、首前の筋肉があご周辺の筋肉を引っ張ることになり、口が開いてしまいます。また、口のなかで舌が、下あごのほうに落ちていることも考えられます。頭が前に出て、舌が落ちると、重力の影響を受けやすいのです。

ゆがみリセット

あごを引き、 舌を上あごにつける

前方に垂れた頭を後ろにキュッと引いて戻す

コレも効く P31、P85、P97

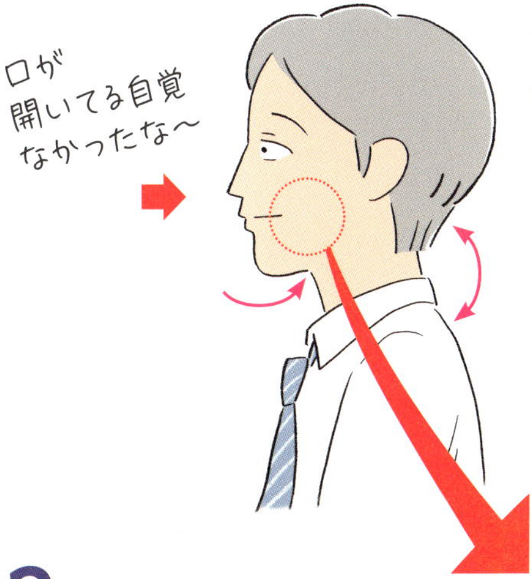
口が
開いてる自覚
なかったな〜

1 あごを引き、
舌を上あごにつける

顔のゆるみが
締まった感じがする

2 舌先は上の前歯の
裏側にピトッとつける

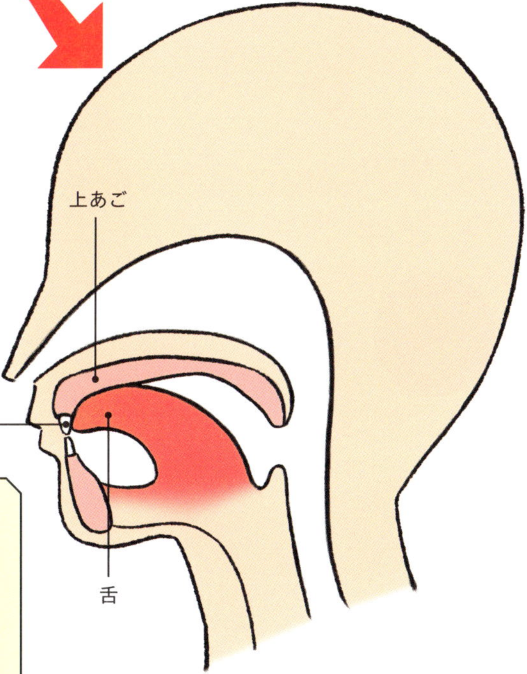
上あご
上の前歯
舌

ココをリセット!

まずは、あごを引いて肩を下げ、頭のポジショニングをリセットします。その状態から、舌を上あごの前歯の裏にピトッと添えます。この状態を「舌路（ぜつろ）」といい、これで鼻呼吸をすると下あごが引き上げられ、収まりがよくなります。また、ストレートネックの対策（P31など）も有効です。

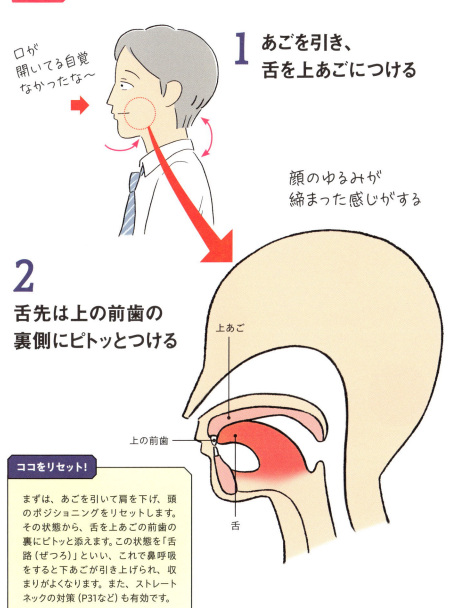

二重あご

関係する不調・悩み 首こり・肩こり・ストレートネック

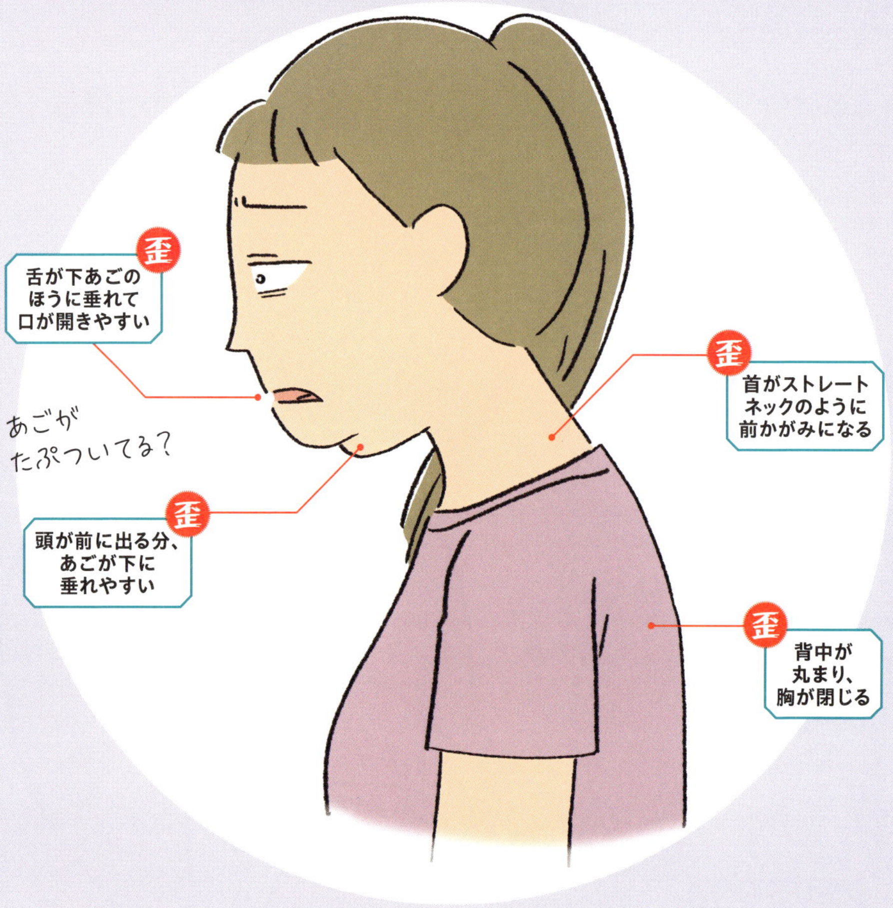
歪
舌が下あごのほうに垂れて口が開きやすい
あごがたぷついてる？
歪
頭が前に出る分、あごが下に垂れやすい
歪
首がストレートネックのように前かがみになる
歪
背中が丸まり、胸が閉じる

歪 ストレートネックの影響も大きい

下あご周辺の肉がたるんでしまう二重あごも、その原因の多くは口が開いてしまう悩みと同じく、ストレートネックの前かがみ姿勢です。頭が前に出ると、下あごが重力の影響を受けやすくなり、舌も下あごのほうに落ちてきやすくなります。すると、下あご周辺の肉がたるみを起こし、結果、二重あごになります。もちろん、肥満という原因もありますが、このような姿勢の影響も少なくはありません。

ゆがみリセット

上を向いて舌を上に伸ばす

舌を上あごのほうに上げておきたい!

コレも効く P31、P85、P97

ココをリセット!

ストレートネックの対策(P31など)や、舌路(P131)も効果がありますが、さらに舌のエクササイズを行い、下あごのたるみを引き締めていきます。あごを引いてポジションを整え、その状態から頭を後方に倒し、舌を上に突き出すと、頭や舌の位置がリセットされます。

1 あごを引き、胸を張る

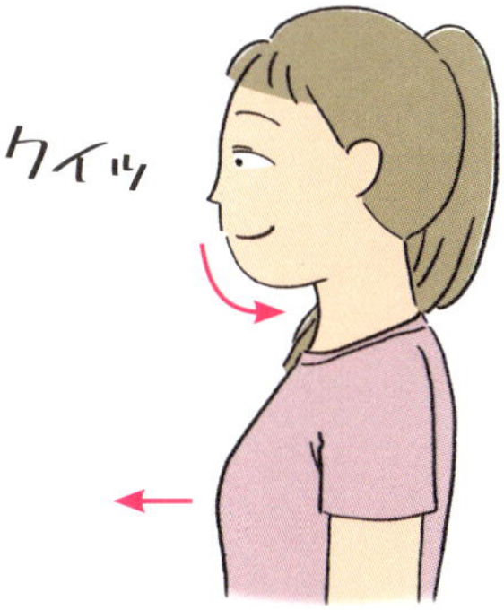
クイッ

2 頭を後ろに倒して上を向き、舌を出して上に突き上げる

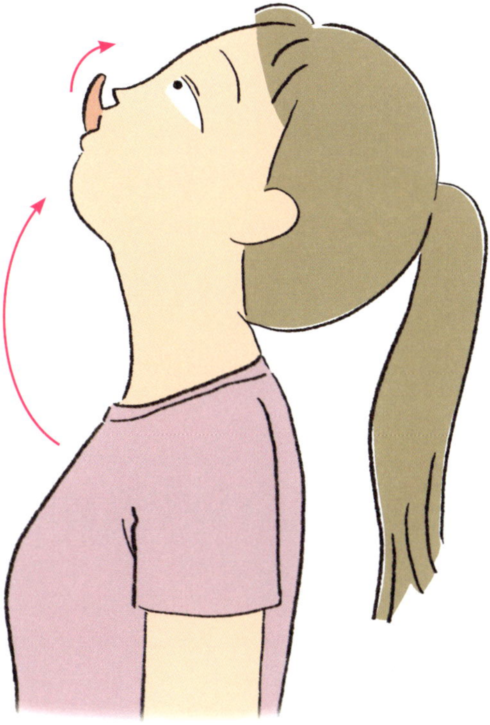
ん〜〜〜
舌を上げると
姿勢も
立ってくるかも!

胸が垂れ、脇肉がはみ出る

関係する不調・悩み　首こり・肩こり・ストレートネック

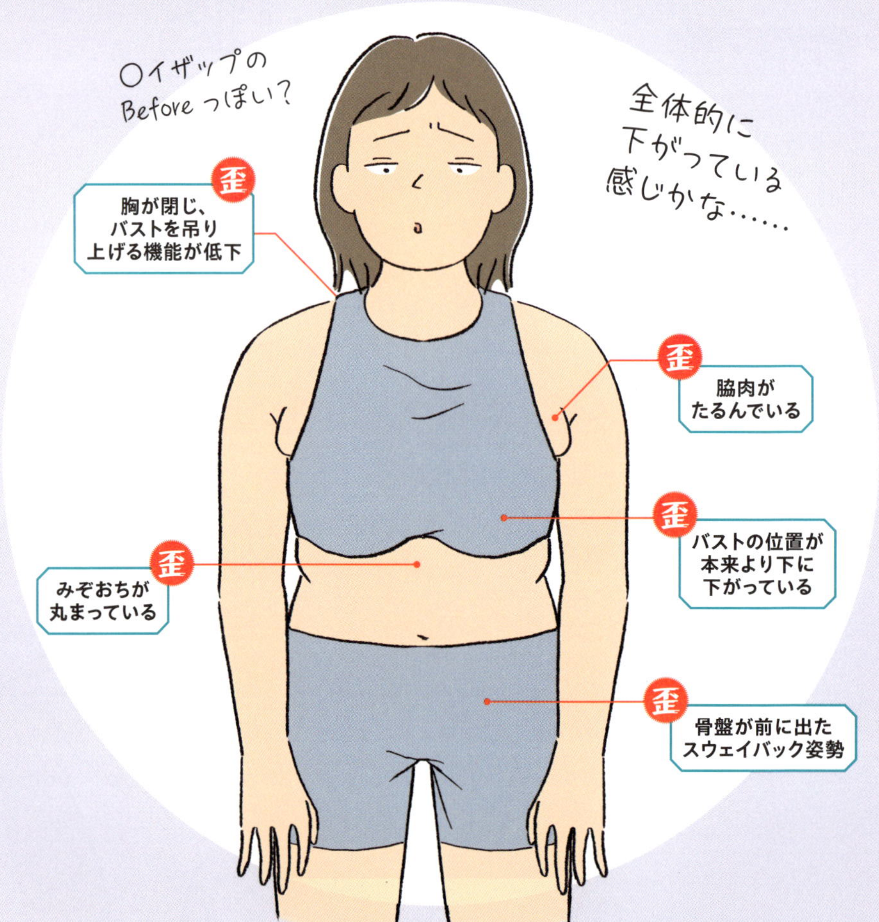

歪 スウェイバック姿勢が胸や脇をたるませる

胸が下に垂れ、脇の肉がはみ出てしまう悩みは、主にスウェイバック姿勢のゆがみによる影響が考えられます。お腹の腹直筋の力が抜けて丸まり、肩を内側に巻き込んで胸が閉じることで、乳房が本来の位置から下方に下がることになります。また、下がろうとする胸まわりの肉を、下着の矯正力で無理に引き上げようとすると、脇の肉などがはみ出てしまうことになるのは必然といえるでしょう。

ゆがみリセット

うつ伏せで肩甲骨を上下に動かす

背中の筋肉に刺激を入れながら肩甲骨をゆるめる!

コレも効く　P76、P77、P87

1 うつ伏せになって、鼠径部を床につけながら、上半身を少し浮かせる

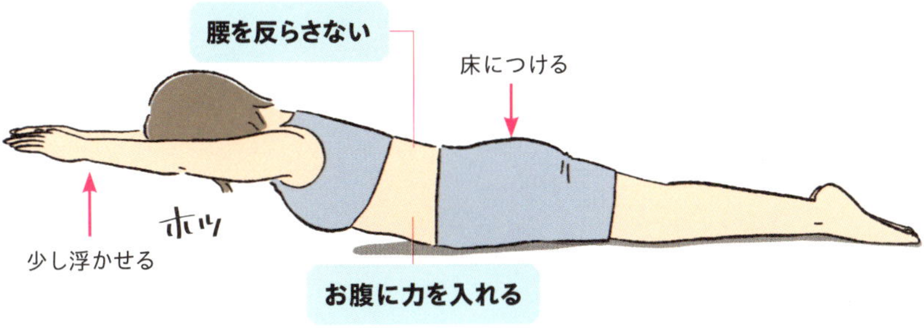
腰を反らさない
床につける
ホッ
少し浮かせる
お腹に力を入れる

2 そのままひじを曲げて両腕を外側に開き、この上下の動きをくり返す

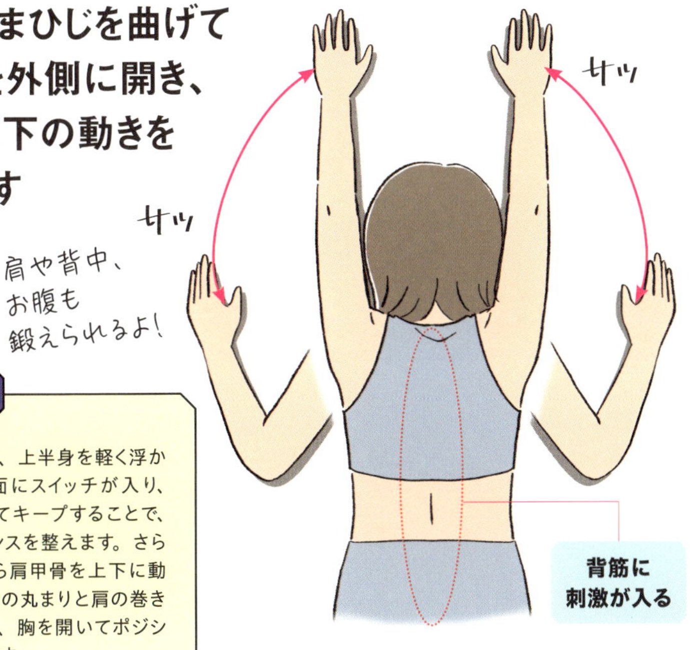
サッ
サッ
肩や背中、
お腹も
鍛えられるよ!
背筋に
刺激が入る

ココをリセット!

うつ伏せになって、上半身を軽く浮かせることで、背面にスイッチが入り、お腹に力を入れてキープすることで、胴まわりのバランスを整えます。さらに、その状態から肩甲骨を上下に動かすことで、胸椎の丸まりと肩の巻き込みをリセットし、胸を開いてポジショニングを整えます。

二の腕が垂れる

関係する不調・悩み 肩こり・腰痛・下腹ぽっこり

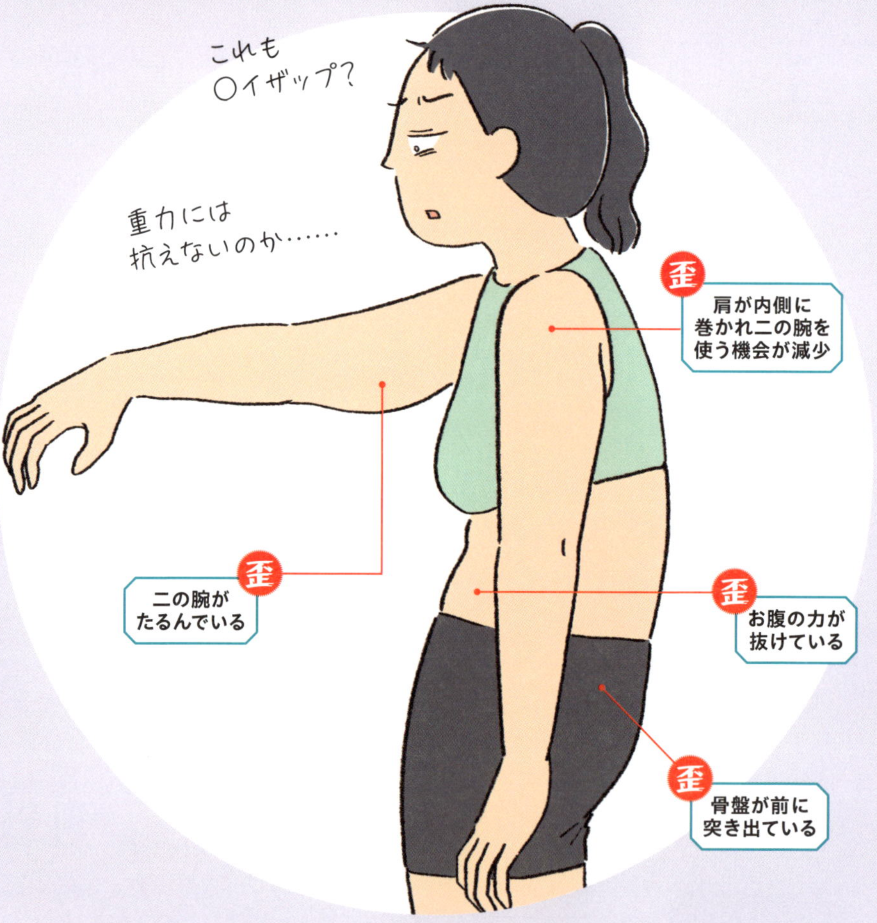

歪 スウェイバック姿勢で巻き肩になっている

二の腕の肉がたるんで、垂れてきてしまう悩み。これも胸が垂れる悩みと同じく、スウェイバック姿勢の影響を受けています。背中が丸まり、肩を内側に巻き込んで胸が閉じてしまうと、手の甲が前を向くことになり、二の腕の力が抜けるとともに筋肉を使う機会が減って、筋肉量が減ってしまいます。そうすると、筋肉による皮膚を引っ張り上げる効果が低下し、二の腕がたるんで垂れてしまうのです。

ゆがみリセット

リバースプッシュアップ（背面腕立て）

使わなくなって力が抜けている二の腕を鍛える!

コレも効く　P78

1 床に座って上半身を斜めに傾ける

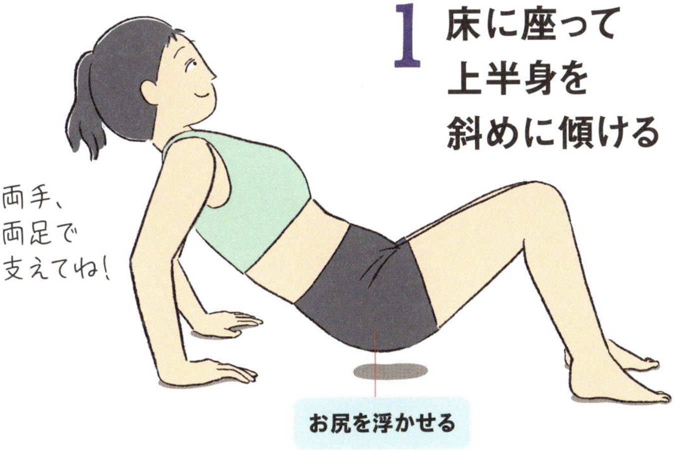
両手、
両足で
支えてね!
お尻を浮かせる

2 両ひじの曲げ伸ばしをくり返す

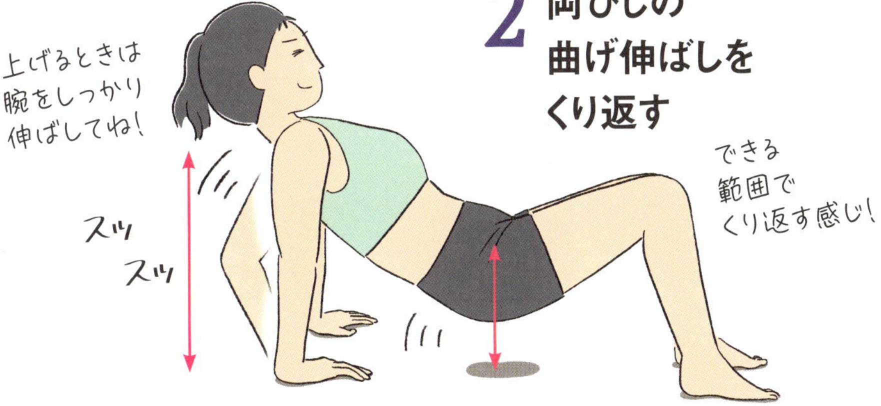
上げるときは
腕をしっかり
伸ばしてね!
スッ
スッ
できる
範囲で
くり返す感じ!

ココをリセット!

リバースプッシュアップの強度を少し低めにしてカンタンにしたエクササイズ。上腕三頭筋という二の腕の筋肉を曲げ伸ばしすることで、ダイレクトに鍛えていきます。また、根本的な改善策として、肩を下げながら背中の丸まりをリセットするスウェイバック対策（P78）も有効です。

なで肩

関係する不調・悩み　首こり・肩こり・ストレートネック

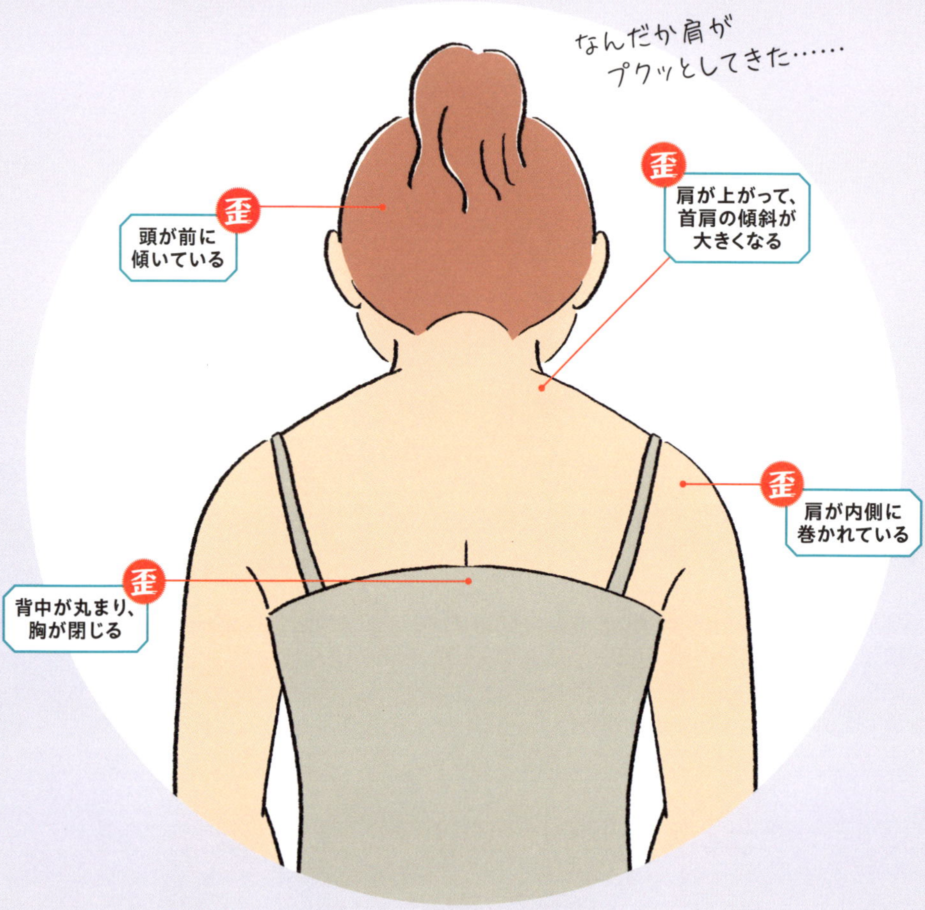
なんだか肩が
プクッとしてきた……
歪 頭が前に
傾いている
歪 肩が上がって、
首肩の傾斜が
大きくなる
歪 肩が内側に
巻かれている
歪 背中が丸まり、
胸が閉じる

歪 巻き肩や猫背の影響で肩が上がる

肩がプクッと山をつくり、その強い傾斜によってなで肩の形になってしまう悩み。この肩のふくらみをつくる原因の多くは、猫背や巻き肩といった姿勢のゆがみによるものです。肩を内側に巻きながら上げると、首肩の傾斜をつくる僧帽筋の上部が、縮みながら固まってしまうことになるので、それが常態化するとふくらんで見えてくるのです。同時に、胸が閉じてしまうことも巻き肩を助長しています。

ゆがみリセット

胸の上部を呼吸でふくらませる

閉じて固まった胸をゆるめる!

コレも効く P78、P93

1 **胸の上部をさすってほぐす**

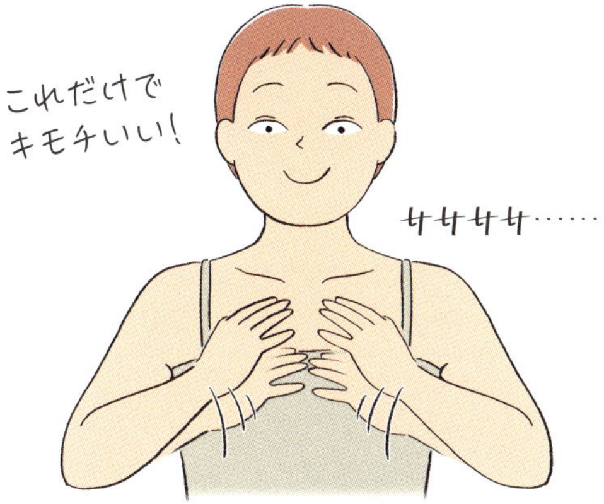
これだけでキモチいい!
ササササ……

2 **大きく息を吸って胸の上部をふくらませ、その後ゆっくり息を吐く。これを数回くり返す**

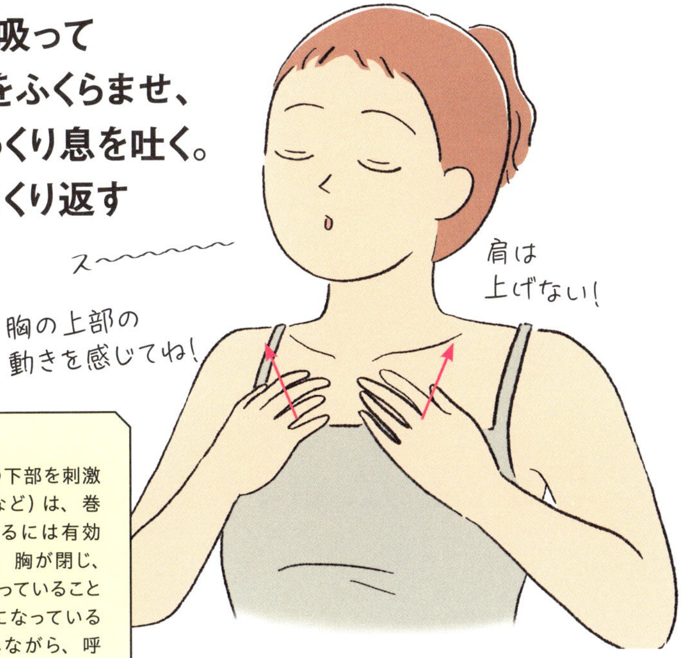
ス〜〜〜〜〜
肩は上げない!
胸の上部の動きを感じてね!

ココをリセット!

肩甲骨を寄せて僧帽筋の下部を刺激するエクササイズ(P78など)は、巻き肩と猫背をリセットするには有効なアプローチです。また、胸が閉じ、肋骨の上部が動かなくなっていることも肩を巻き上げる原因になっているので、胸の上部をほぐしながら、呼吸でリセットするのも有効です。

いかり肩

関係する不調・悩み　首こり・肩こり・ストレートネック

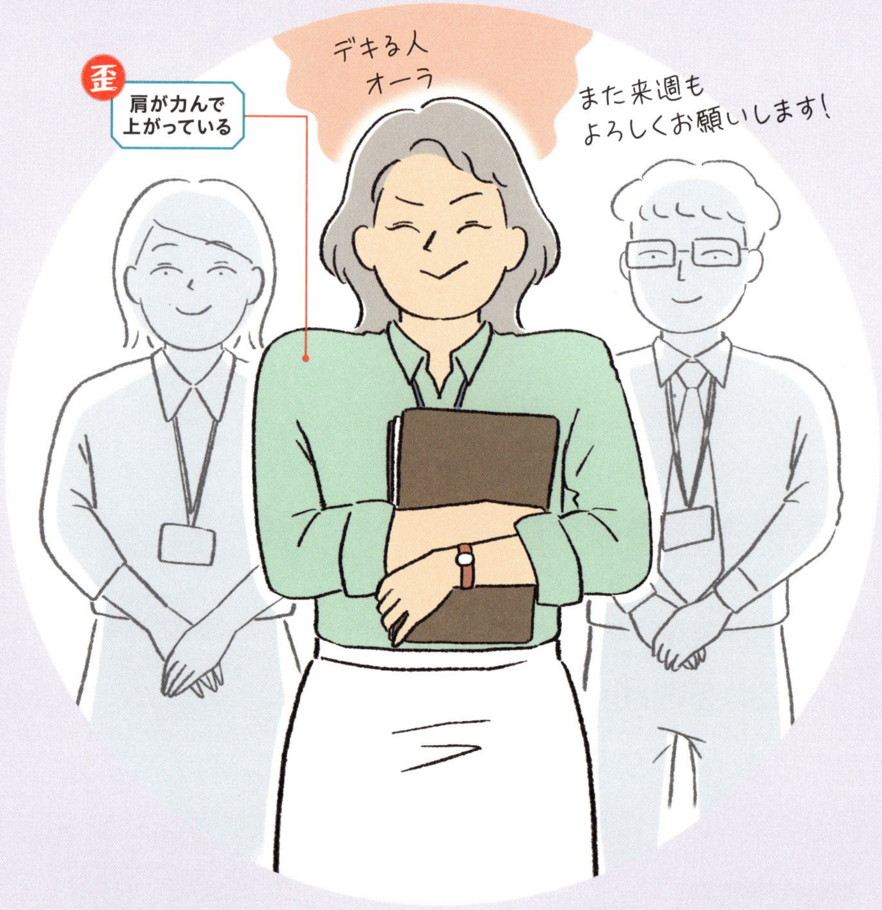
デキる人
オーラ
また来週も
よろしくお願いします!
歪
肩が力んで
上がっている

歪 肩を上げ、鎖骨の距離が縮まっている

いかり肩は、なで肩と同じように肩が上がってしまうことが原因なのですが、首前の鎖骨と頭の距離が縮まってしまうことで、両肩が張ったような感じに見える姿勢。意識を張り詰めて頑張ろうとすると、無意識に肩が上がってしまうケースも多く見られます。僧帽筋の上部の緊張はもちろん、首前を通る斜角筋という筋肉が緊張すると、肩と一緒に鎖骨が引き上げられて、いかり肩のような形になりやすいです。

ゆがみリセット

斜角筋のストレッチ

肩や鎖骨の緊張をゆるめる!

コレも効く P31、P85

1 手で鎖骨のくぼみを押さえる

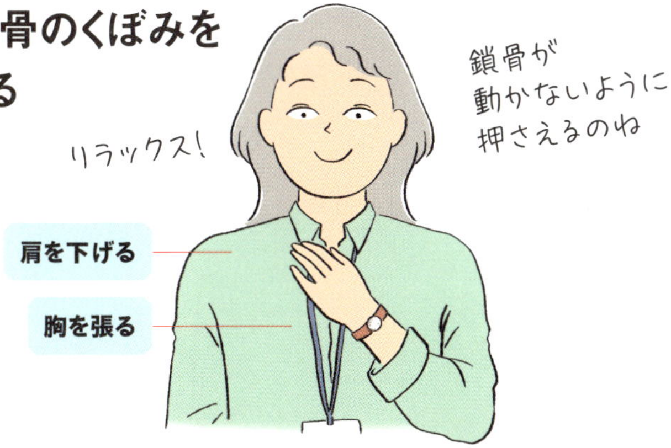
鎖骨が
動かないように
押さえるのね
リラックス!
肩を下げる
胸を張る

2 頭を斜め後ろに倒す。左右反対側も行う

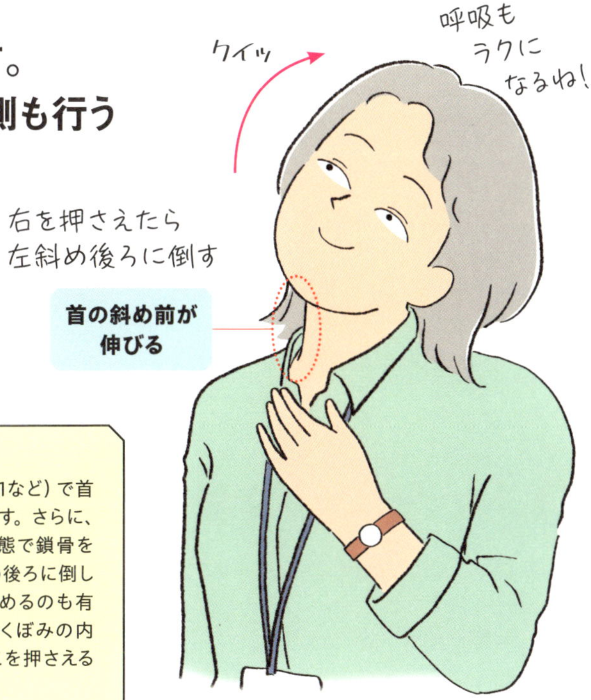
クイッ
呼吸も
ラクに
なるね!
右を押さえたら
左斜め後ろに倒す
首の斜め前が
伸びる

ココをリセット!

首まわりのストレッチ(P31など)で首肩を整えるのは、効果的です。さらに、肩を下げて胸を張った状態で鎖骨を押さえ、そこから頭を斜め後ろに倒して、首前の斜角筋をゆるめるのも有効です。斜角筋は鎖骨のくぼみの内側を通っているので、そこを押さえると伸びやすいのです。

下腹がぽっこり

関係する不調・悩み 腰痛・ひざ痛・O 脚

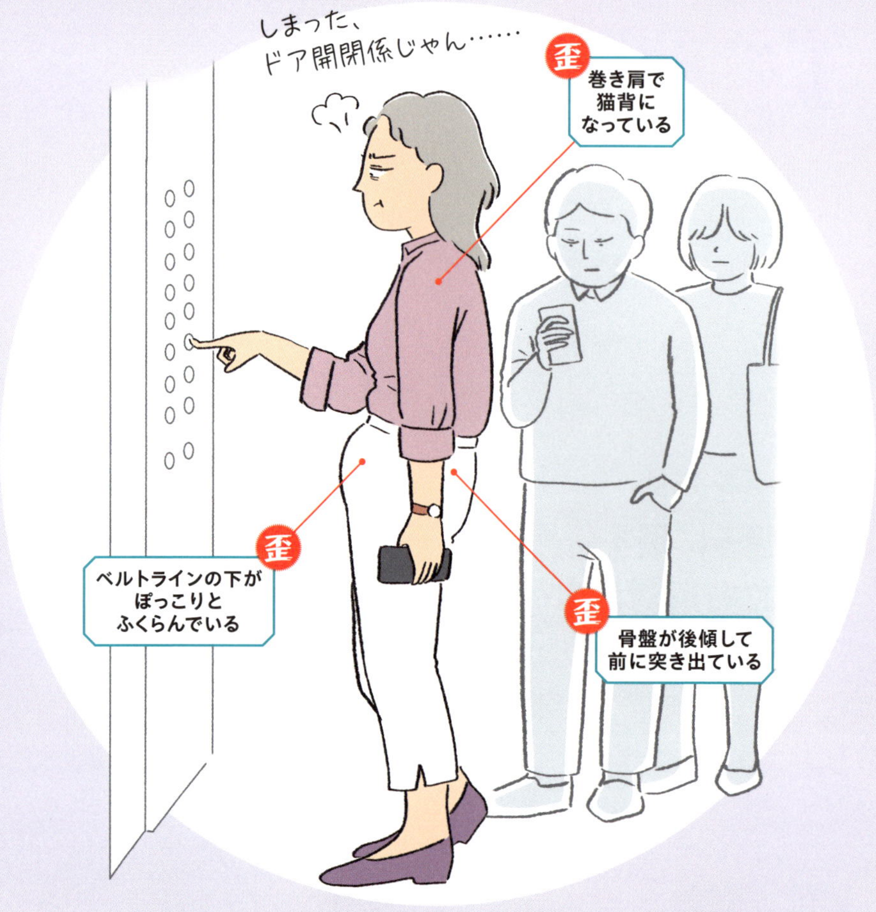
しまった、
ドア開閉係じゃん……
歪
巻き肩で
猫背に
なっている
歪
ベルトラインの下が
ぽっこりと
ふくらんでいる
歪
骨盤が後傾して
前に突き出ている

歪 スウェイバック姿勢でお腹の力が抜けている

下腹がぽっこり出てしまうのは、お腹の力が抜けたスウェイバック姿勢に相当します。重心を後ろにずらしてバランスをとっており、骨盤を前に突き出した形になるので、余計にお腹が出ているように見えます。また、腹横筋のコルセットがゆるんでいる状態でもあり、内臓のポジショニングも前にゆるみ、ぽっこりと下腹が出ているような形になってしまうのです。

ゆがみリセット

あお向けでエア足踏み

体幹を鍛えて骨盤や腰のポジションを整える！

コレも効く P76

1 あお向けになって、両ひざを90°曲げて垂直に上げる

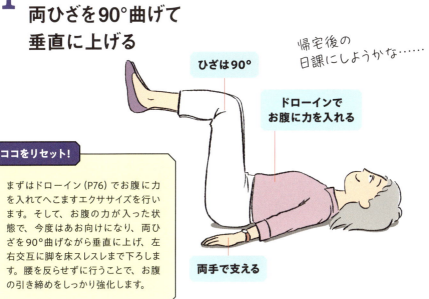

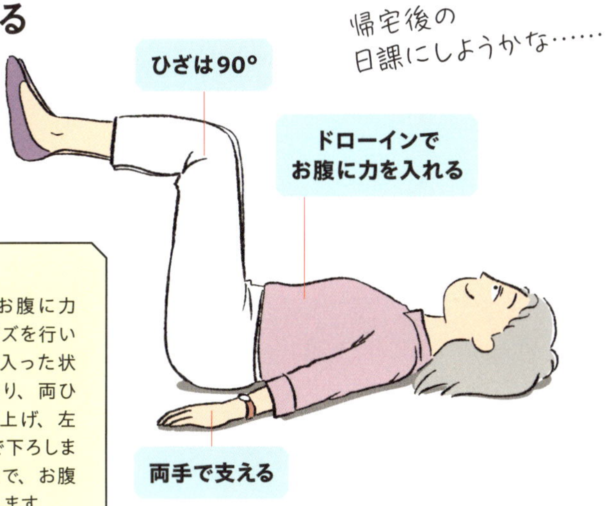
帰宅後の
日課にしようかな……
ひざは90°
ドローインで
お腹に力を入れる
両手で支える

ココをリセット！

まずはドローイン（P76）でお腹に力を入れてへこますエクササイズを行います。そして、お腹の力が入った状態で、今度はあお向けになり、両ひざを90°曲げながら垂直に上げ、左右交互に脚を床スレスレまで下ろします。腰を反らせずに行うことで、お腹の引き締めをしっかり強化します。

2 脚を左右交互に下げる

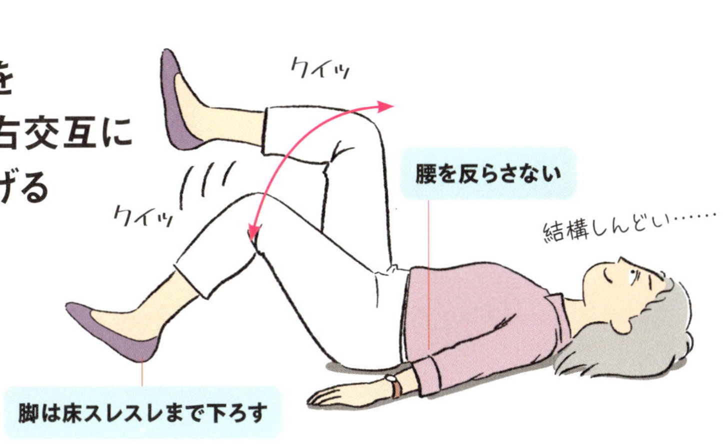
クイッ
クイッ
腰を反らさない
結構しんどい……
脚は床スレスレまで下ろす

お尻が垂れる

関係する不調・悩み　腰痛・ひざ痛・O脚

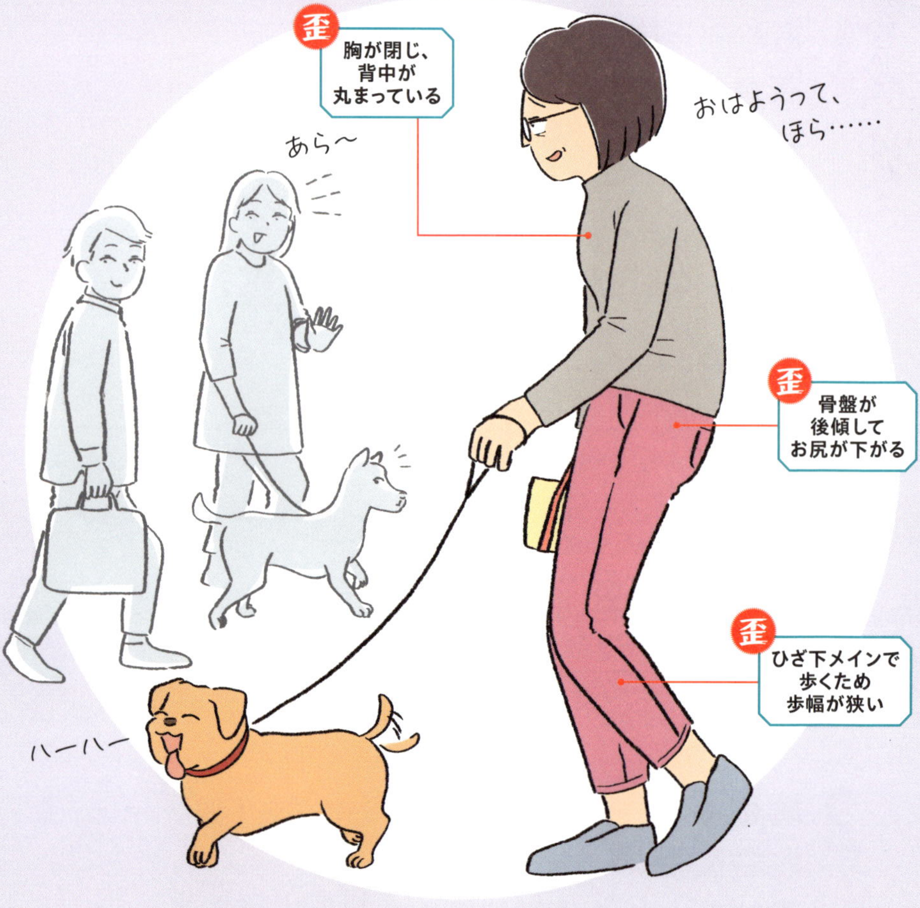

歪 股関節が使えず、お腹の力が抜けている

お尻が垂れている場合は、基本的にはお腹の力が抜けたスウェイバック姿勢であり、股関節をうまく使えないために、お尻やもも裏の筋肉が効果的に機能していないケースがほとんど。そのため、歩幅が狭いなどの特徴を併せ持っています。お腹の力が抜けているため、腰が丸まり骨盤も後傾して固まり、ひざから下をメインで動かすしか手段がなくなって、お尻がゆるんでしまうのです。

ゆがみリセット

両脚をハの字にしてヒップリフト

お尻の上部に刺激を入れて持ち上げる

コレも効く P53

1 あお向けになって両脚をハの字に開く

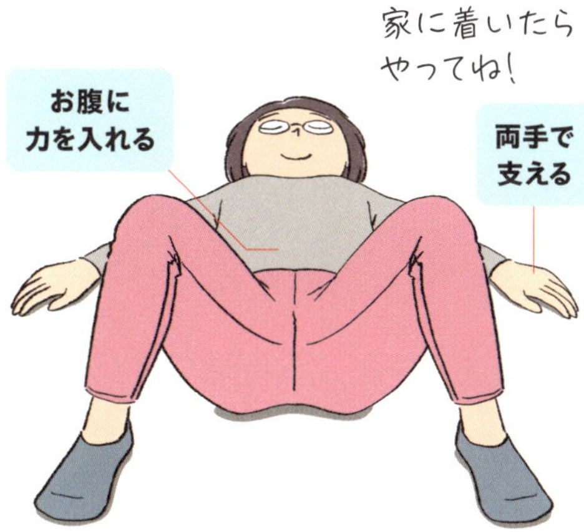
家に着いたら
やってね!
お腹に
力を入れる
両手で
支える

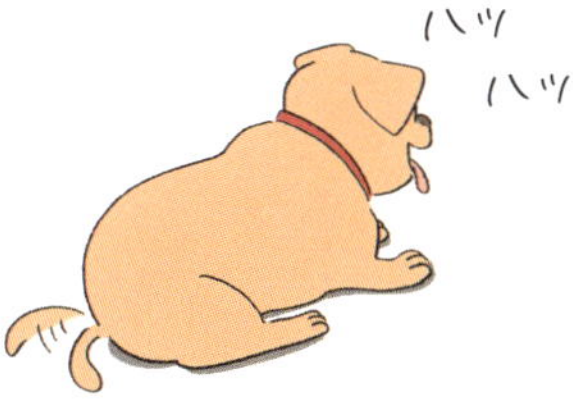
ハッ
ハッ

2 お尻を持ち上げる

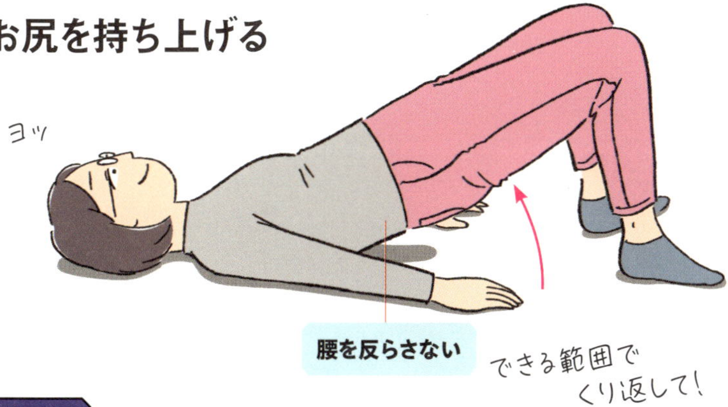
ヨッ
腰を反らさない
できる範囲で
くり返して!

ココをリセット!

姿勢のゆがみによって股関節が使えず、お尻の機能が低下している状態なので、筋トレで鍛えていきます。お尻をプリッと引き上げるなら、大臀筋の上部を刺激することが効果的なので、両脚を開いた状態でヒップリフトを行うのがおすすめ。クラムシェル(P53)も同時に行いましょう。

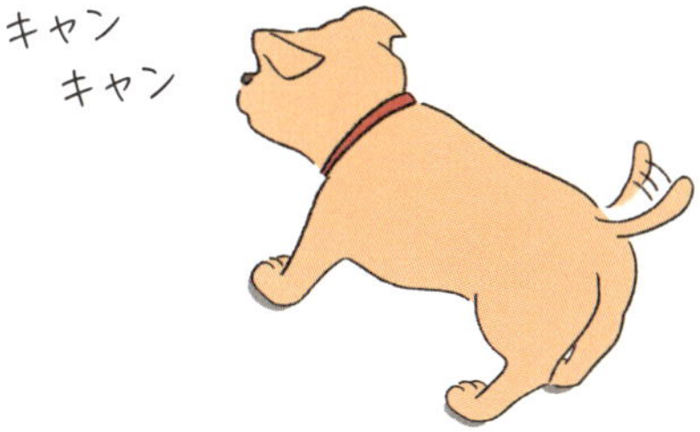
キャン
キャン

太ももが太い

関係する不調・悩み　腰痛・ひざ痛・下腹ぽっこり

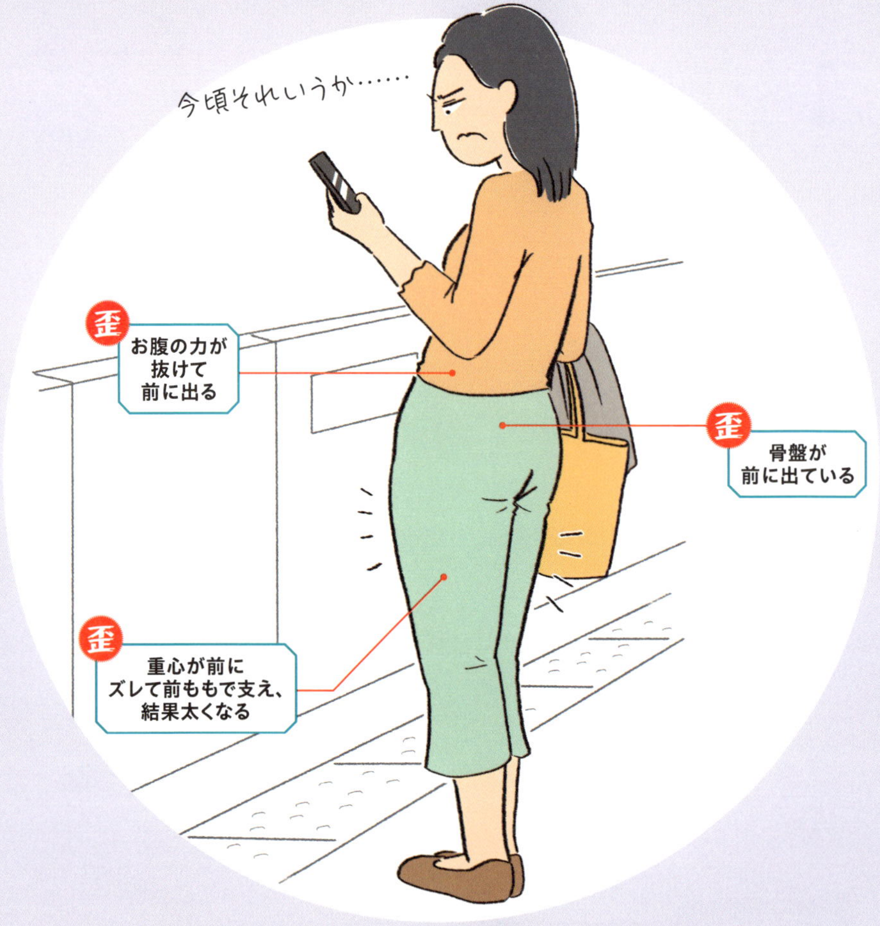
今頃それいうか……
歪
お腹の力が抜けて前に出る
歪
骨盤が前に出ている
歪
重心が前にズレて前ももで支え、結果太くなる

歪 スウェイバック姿勢で前ももに負担

太もも、特に前ももが太くて悩んでいる場合は、骨盤が前に出たスウェイバック姿勢や反り腰の姿勢によって、重心が前にズレて太ももの前面の筋肉の負担が大きくなってしまうことが主な原因です。骨盤のポジションが前に偏ってしまうことが問題なので、腸腰筋やお尻、ハムストリングスをリセットして機能させることが重要。同じ原因から派生する、下腹がぽっこり出る悩みと併発しているケースが多いです。

ゆがみリセット

壁に手をついて「バンザイ前屈」

お腹に背中、お尻、もも裏と必要な部分にスイッチが入る！

コレも効く P77、P105、P107

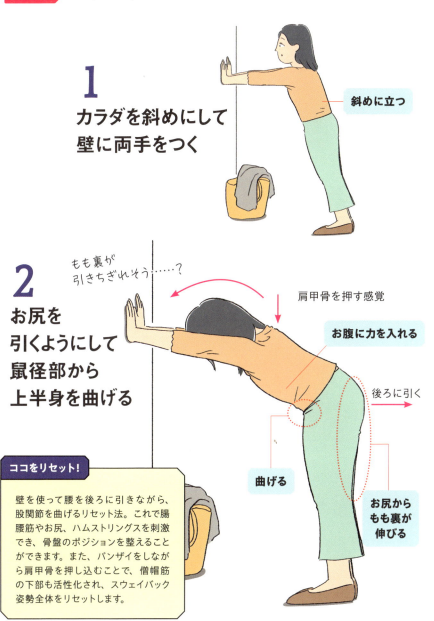

1

カラダを斜めにして壁に両手をつく

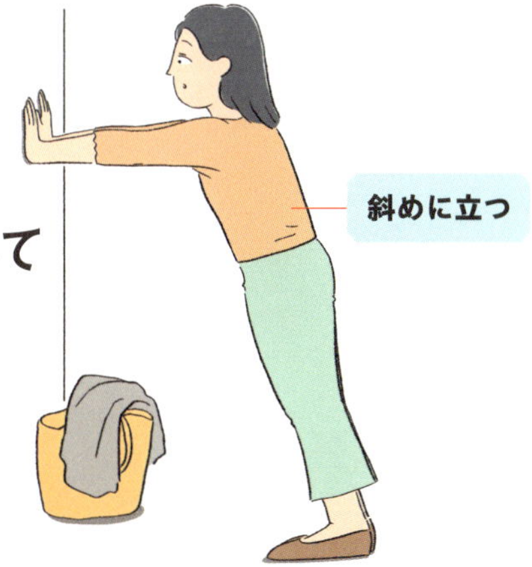
斜めに立つ

2

お尻を引くようにして鼠径部から上半身を曲げる

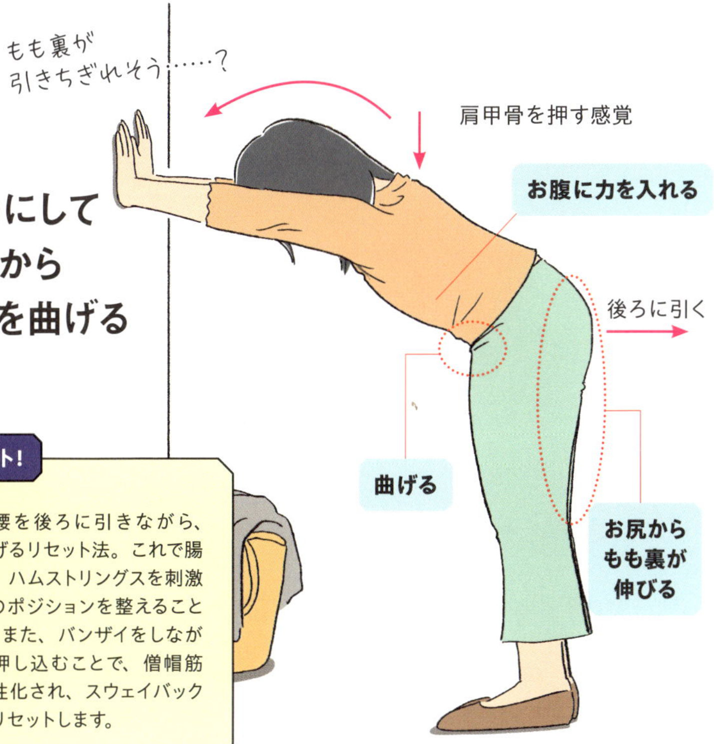
もも裏が
引きちぎれそう……？
肩甲骨を押す感覚
お腹に力を入れる
後ろに引く
曲げる
お尻から
もも裏が
伸びる

ココをリセット！

壁を使って腰を後ろに引きながら、股関節を曲げるリセット法。これで腸腰筋やお尻、ハムストリングスを刺激でき、骨盤のポジションを整えることができます。また、バンザイをしながら肩甲骨を押し込むことで、僧帽筋の下部も活性化され、スウェイバック姿勢全体をリセットします。

O脚とX脚

関係する不調・悩み　腰痛・ひざ痛・太ももが太い

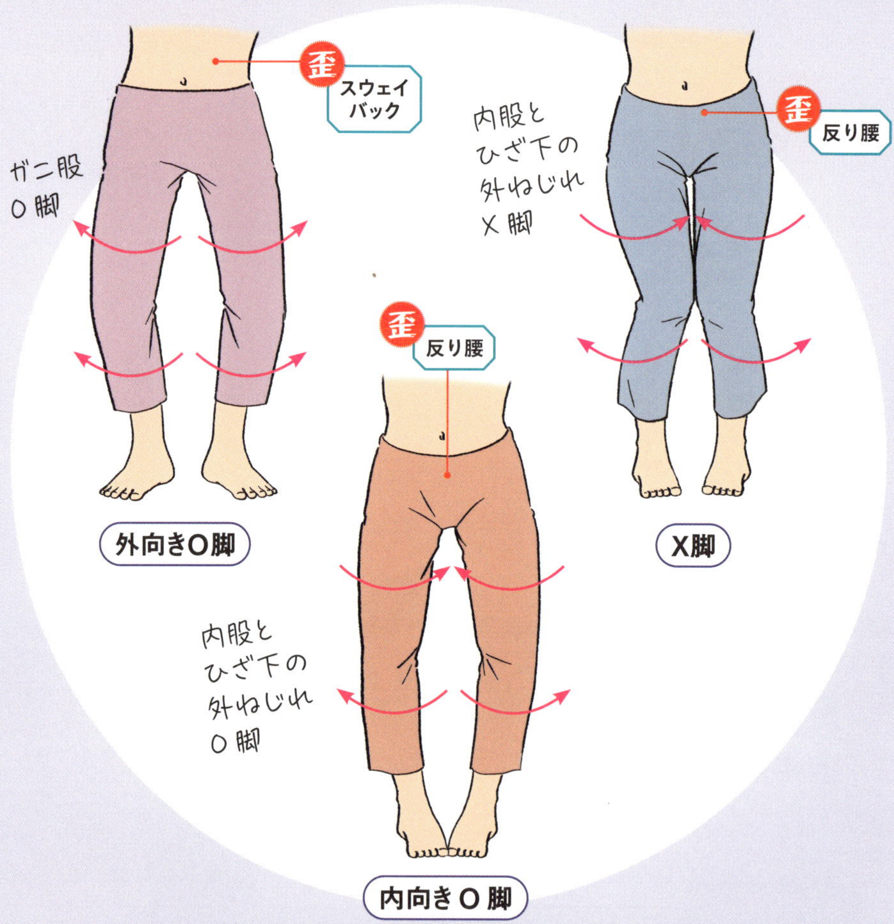

歪 2種類のO脚とX脚に分類

つま先やひざが外を向く「外向きO脚」は、スウェイバック姿勢で骨盤が後傾しつつ股関節が外に回転してガニ股になった姿勢です。そして、ガニ股とは逆に内股気味に脚が開く「内向きO脚」と、太ももが内股でひざ下が開く「X脚」は、反り腰などの影響によって、骨盤が前傾しつつ、股関節が内側に回転した姿勢。内股で脚が開いていると内向きO脚となり、太ももが閉じてひざ下が開くとX脚になります。

ゆがみリセット

フロッグエクササイズ

前ももの内側の力が抜けた状態を改善する

コレも効く　P76、P77、P150、P151

1　あお向けになって、両かかとを合わせて両ひざを外側に開く

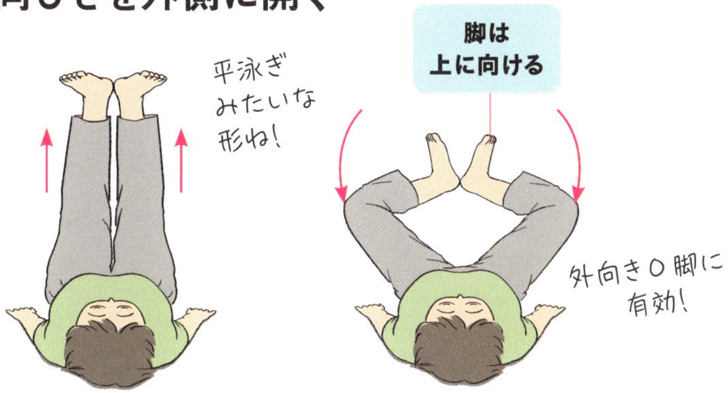
平泳ぎ
みたいな
形ね!
脚は
上に向ける
外向きO脚に
有効!

2　斜め上に両脚を伸ばす

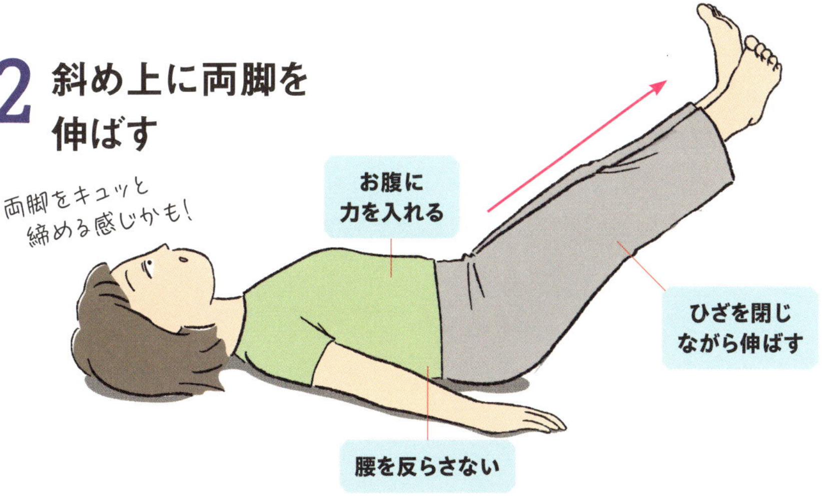
両脚をキュッと
締める感じかも!
お腹に
力を入れる
ひざを閉じ
ながら伸ばす
腰を反らさない

ココをリセット!

外向きO脚の場合は、基本的にスウェイバック姿勢の対策（P76など）を行うのが効果的。さらに、脚の内側の筋力の低下が考えられるため、平泳ぎのように両脚を閉じ開くフロッグエクササイズが有効です。太もも内側の内側広筋や内転筋群を刺激でき、脚を閉じる力を整えていきます。

ゆがみリセット

プリエ（つま先を開いてひざ屈伸）

両脚を閉じる筋肉を鍛えてバランスをとる!

コレも効く P51、P76、P149、P151

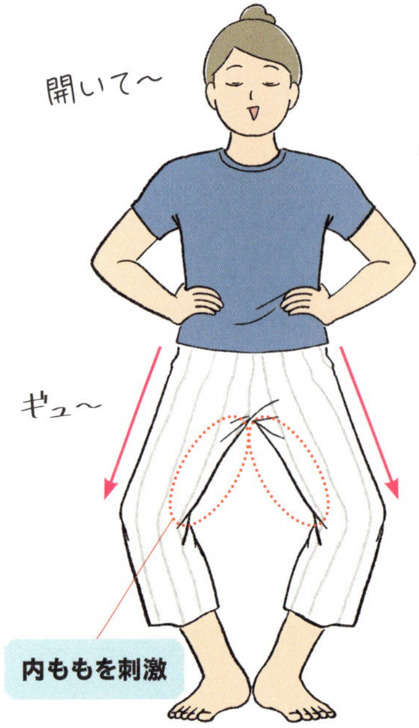
開いて〜
ギュ〜
内ももを刺激

1 両かかとをつけて、つま先を外に向けながら両ひざを外に開く

2 お尻に力を入れて締めながら両ひざを閉じる

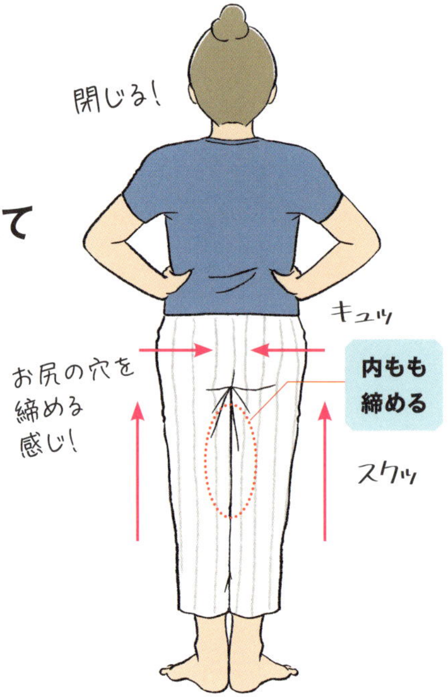
閉じる!
キュッ
お尻の穴を締める感じ!
内もも締める
スクッ

ココをリセット!

内向きO脚の場合は、反り腰の状態から骨盤が前傾し、その影響で股関節が内側に回転し、内股気味に両脚がOの字に開いた姿勢。そのため、骨盤を締めて股関節を外側に回転させながら、両脚を閉じるエクササイズで力のバランスを整えていきます。ドローイン（P76）も併せて実施。

ゆがみリセット

ボールを挟んでヒップリフト

ひざ下の内回転と内もも、お尻を刺激!

コレも効く P51、P76、P149

1 ボールを両ひざに挟んで、つま先を内外にまわす

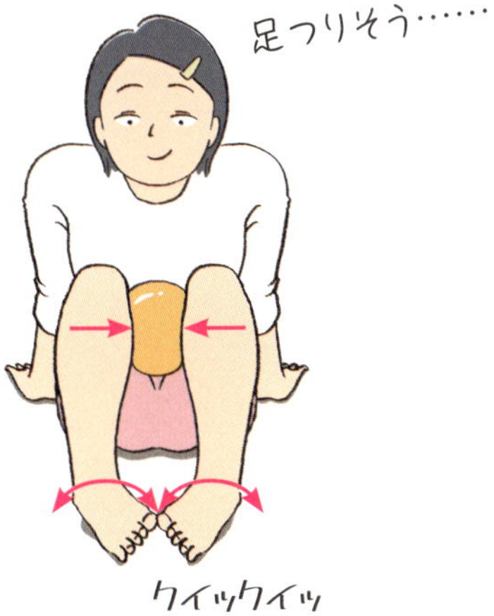
足つりそう……
クイックイッ

2 ボールを挟んで、つま先を合わせた状態でヒップリフトを行う

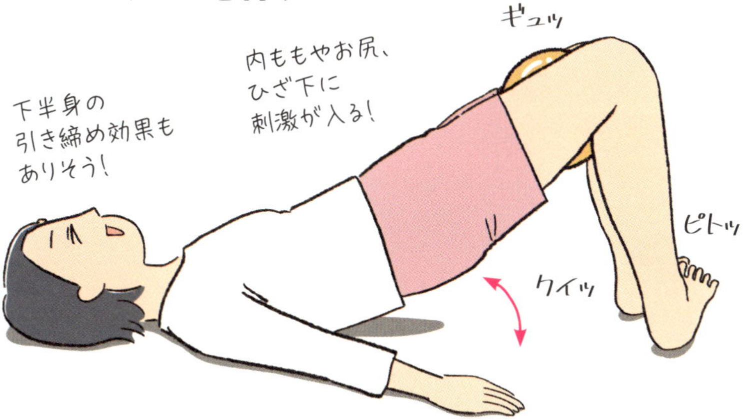
下半身の引き締め効果もありそう!
内ももやお尻、ひざ下に刺激が入る!
ギュッ
ピトッ
クイッ

ココをリセット!

X脚も反り腰と骨盤前傾の影響で、股関節が内側に回転し、ひざ下が外側に回転した姿勢。ドローイン(P76)などの反り腰対策を行いながら、内ももを外回転させながら閉じる力と、ひざ下の内回転というX脚と逆の動きを入れて、下半身の力の入れ方のバランスを整えていきます。

足首が太い

関係する不調・悩み　腰痛・ひざ痛・O脚・X脚

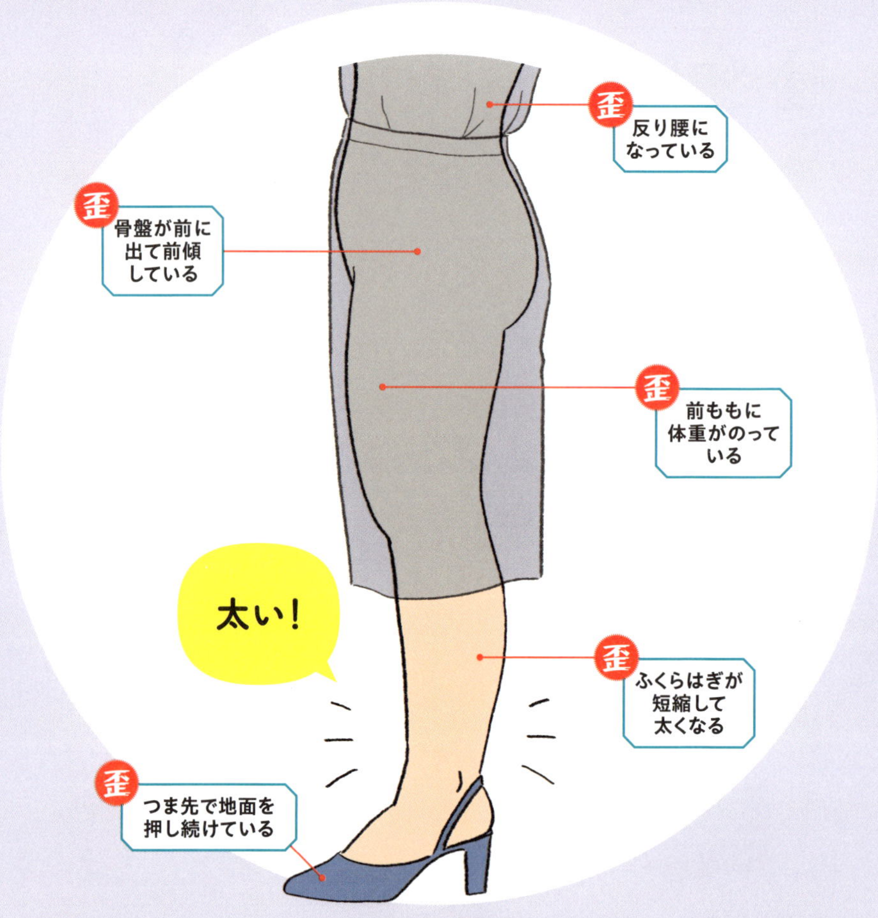
歪
反り腰に
なっている
歪
骨盤が前に
出て前傾
している
歪
前ももに
体重がのって
いる
太い！
歪
ふくらはぎが
短縮して
太くなる
歪
つま先で地面を
押し続けている

歪 デフォルトでふくらはぎが縮んでいる場合も

スウェイバック姿勢や反り腰のゆがみの影響で、重心が前にズレた状態にあり、さらにヒールの高い靴を履いていると、つま先を押して体重を支える形になります。これが常態化すると、デフォルトでつま先が床側に倒れた形（底屈）になり、ふくらはぎの筋肉が縮んで足首が太く見えてしまいます。重心の前ズレが原因なので、お尻が垂れる、太ももが太いなどの悩みと併発しているケースがほとんどです。

ゆがみリセット

片脚ダウンドッグ（ふくらはぎ伸ばし）

シンプルにふくらはぎを伸ばす!

コレも効く P34、P45、P57、P101

ココをリセット!

ふくはらぎの筋肉が縮んだ状態で固まってしまっているので、ストレッチで伸ばしていきます。このまわりにはアキレス腱の動きをよくする脂肪もあり、筋肉と一緒にほぐしていくと足首をリセットできます。さらに、足首を上下に動かすリセット法（P34）なども一緒にやると効果的です。

1 両手、両足を床につけて、カラダをくの字にする

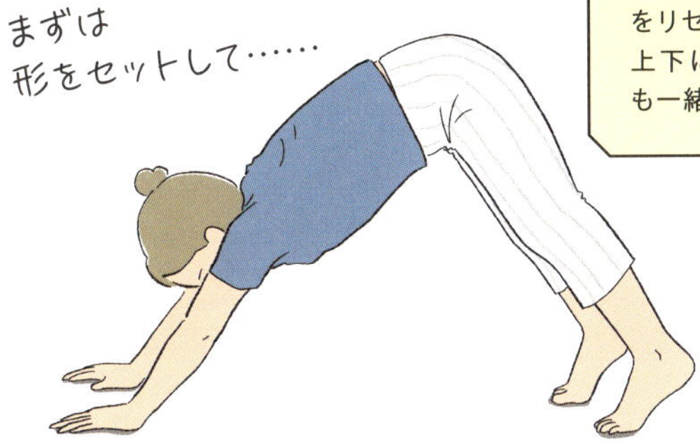
まずは
形をセットして……

2 伸ばす側のかかとを床につけ、ひざを伸ばす

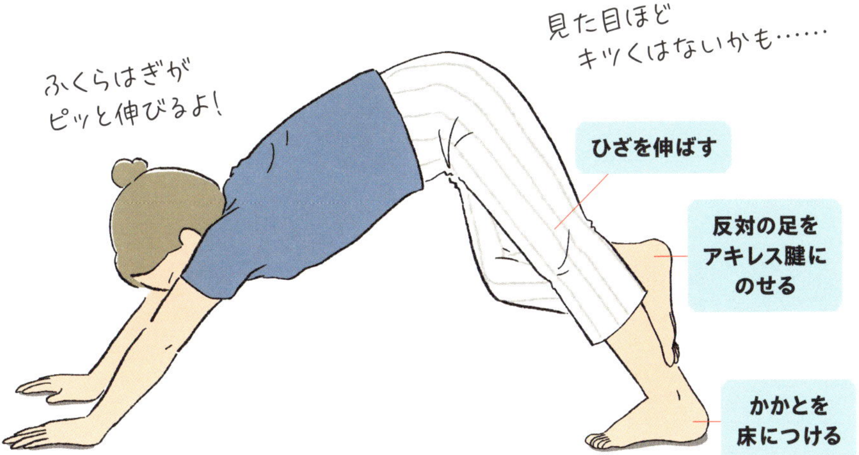
ふくらはぎが
ピッと伸びるよ!
見た目ほど
キツくはないかも……
ひざを伸ばす
反対の足をアキレス腱にのせる
かかとを床につける

外反母趾と
内反小趾と扁平足

関係する不調・悩み　ひざ痛・O脚・下腹ぽっこり

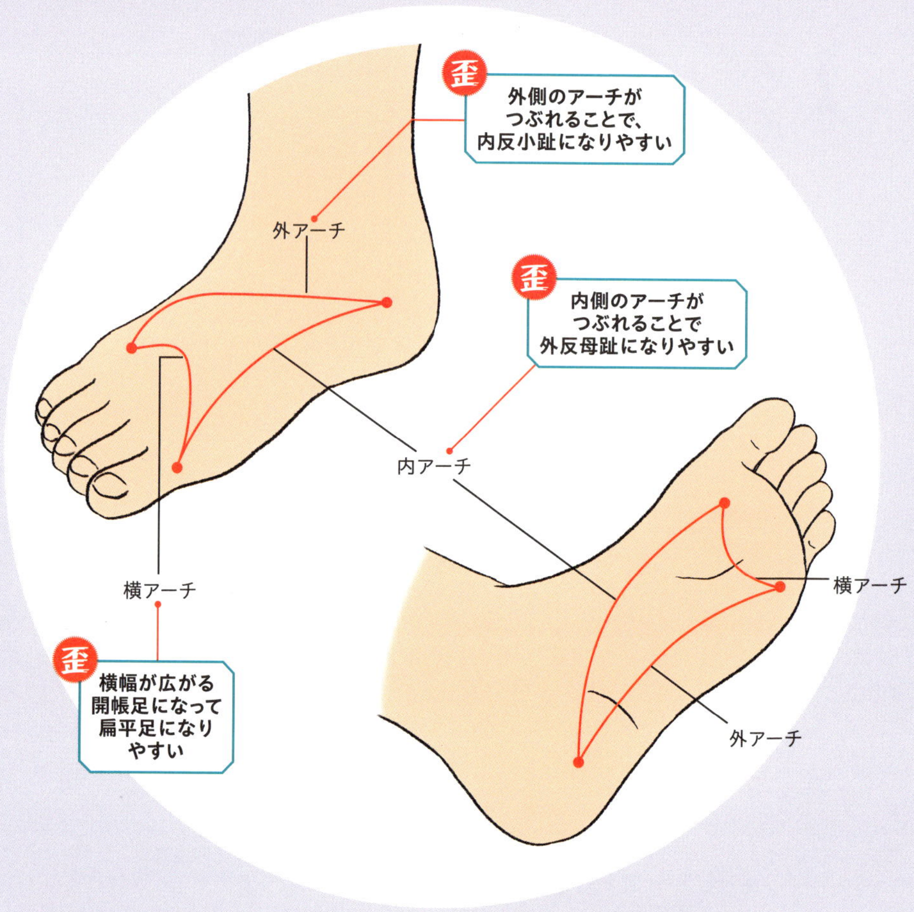

歪 縦と横の足裏アーチがつぶれている

扁平足や外反母趾、内反小趾といった足部の悩みについては、いずれも足裏にある3つのアーチに関係しています。母趾球からかかとへ縦にかかる「内アーチ」、小趾球からかかとに縦にかかる「外アーチ」、母趾球から小趾球へ横にかかる「横アーチ」という3つの足裏アーチがあり、それぞれがつぶれて機能しなくなると、扁平足などの足部のトラブルが起こりやすくなります。

ゆがみリセット

外反母趾の指体操

親指側の内アーチを整える!

コレも効く P156、P157

1 かかと、母趾球、小趾球の3点を床につけ、5本の指を引き上げる

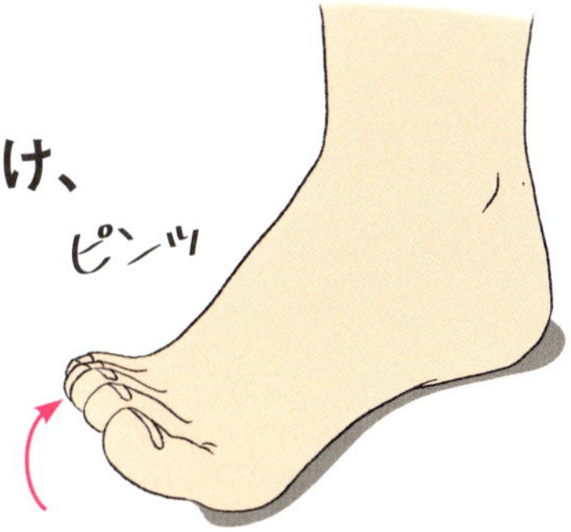
ピンッ

2 親指だけ下げる

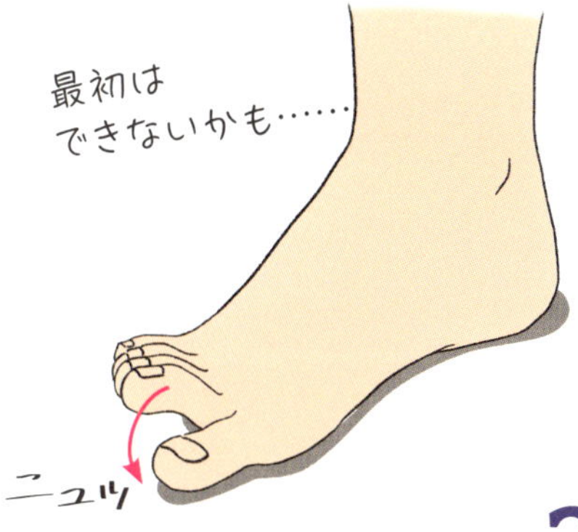
最初は
できないかも……
ニュッ

3 残りの4本を下げる

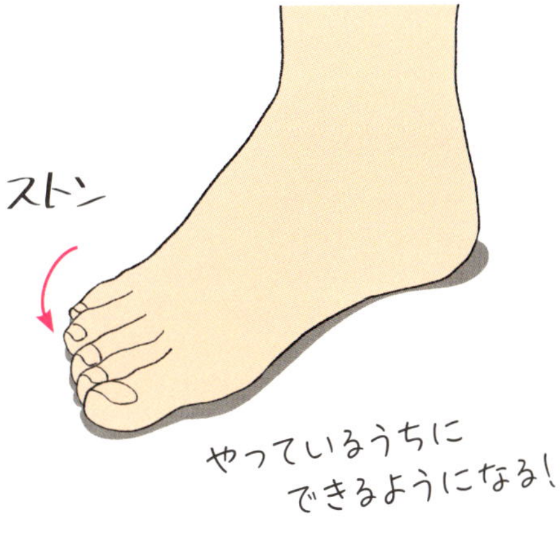
ストン
やっているうちに
できるようになる!

ココをリセット!

外反母趾の場合は、親指側の内アーチがつぶれるとなりやすいのですが、基本的には足部の指体操は3つのアーチ対策をトータルで行うとさらに効果を得やすくなるというのが前提です。内アーチを刺激するには、親指の動きを意識すること。そうすると、内アーチが徐々に復活してきます。

ゆがみリセット

内反小趾の指体操

小指側の外アーチを整える!

コレも効く P155、P157

1 かかと、母趾球、小趾球の3点を床につけ、5本の指を引き上げる

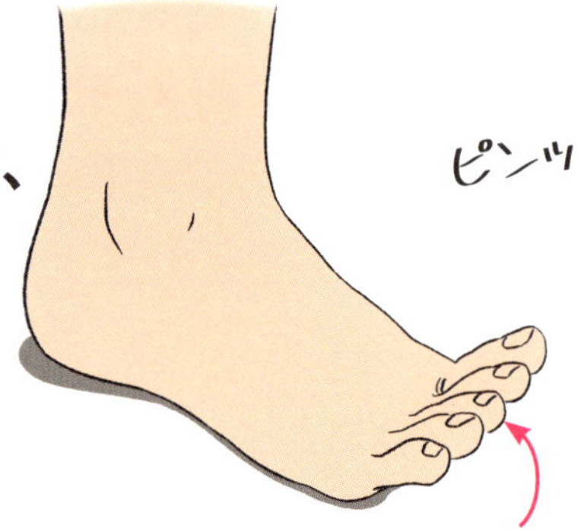
ピンッ

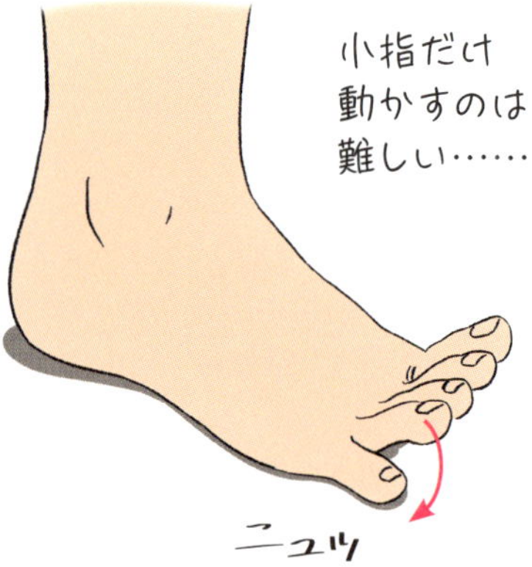
小指だけ
動かすのは
難しい……
ニュッ

2 小指だけ下げる

3 残りの4本を下げる

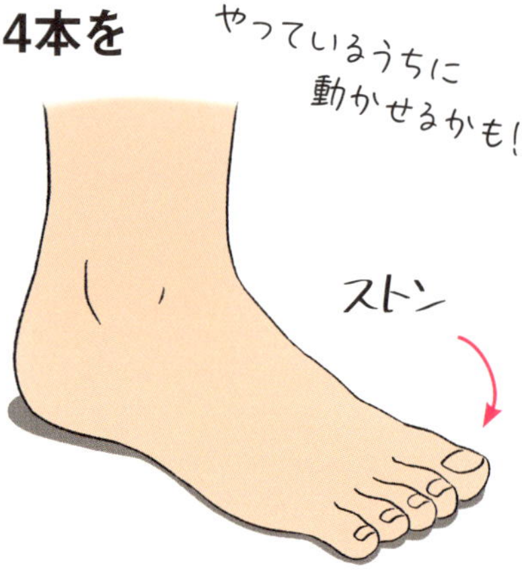
やっているうちに
動かせるかも!
ストン

ココをリセット!

内反小趾の場合は、小指側の外アーチがつぶれるとなりやすいのですが、これもトータルのアーチ対策を行います。外アーチを刺激するには、小指の動きが重要ですが、小指は最初のうちはコントロールできないと思います。イメージで動かしていくうちに徐々に動くようになってきます。

ゆがみリセット

扁平足の指体操

母趾球から小趾球にかかる横アーチを整える!

コレも効く P155、P156

1 かかと、母趾球、小趾球の3点を床につけ、5本の指を引き上げる

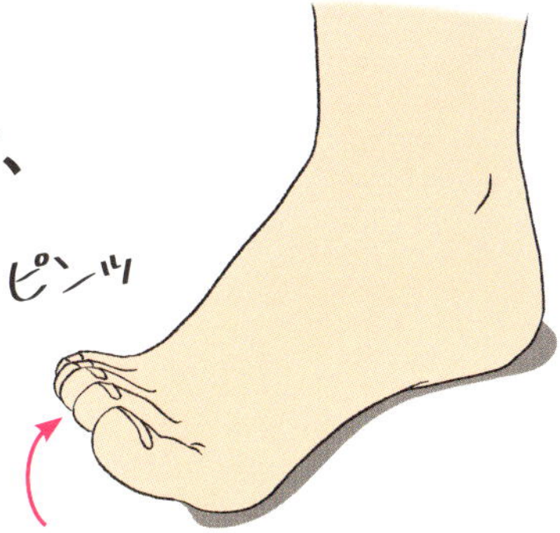
ピンッ

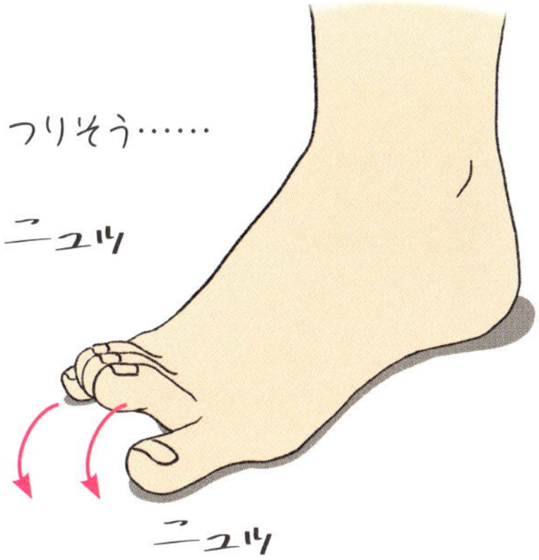
つりそう……
ニュッ
ニュッ

2 親指、小指の順に下げる

3 残りの3本を下げる

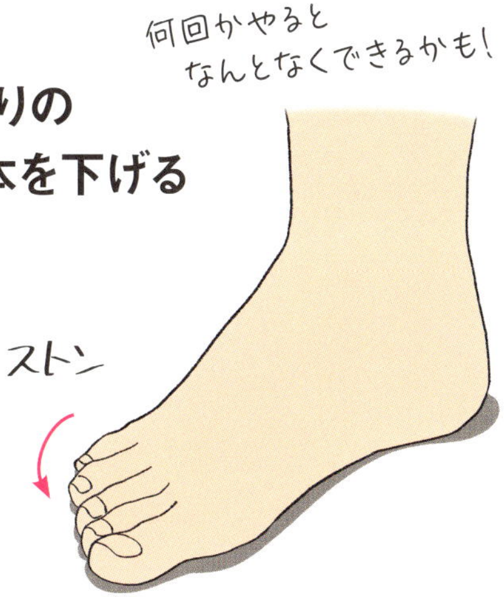
何回かやると
なんとなくできるかも!
ストン

ココをリセット!

扁平足の場合は、横アーチがつぶれるとなりやすいのですが、どのアーチがつぶれても、扁平足にはつながるので、トータルで対策しましょう。横アーチの場合は、親指と小指を動かすことで、アーチをつくります。親指、小指、残りの3本と動かしていくのを、習慣的に続けることが大切です。

おわりに

本書で紹介したようなストレッチやエクササイズなどの姿勢リセット法は、現代であれば、ウェブ記事や動画コンテンツで検索する方が多いと思います。今回、私が尊敬するトレーナーである柴雅仁氏との共著という形で本書の制作に参加させていただきましたが、これらのメソッドを「書籍」という形にすることの意義というものをあらためて考えてみました。

動画を含めたウェブコンテンツの場合、自分がすでに欲している情報や、自覚のある症状などは検索によってカンタンに手に入れることができます。一方で自分が無自覚である症状や、あまり関心がなかった情報に関しては、拾うことができません（知る機会がない）。しかし、そういう自分の興味の範囲外のところにこそ、自分のカラダに関する「気づき」や「新しい発見」があるのだと思います。

今回、「姿勢のゆがみ図鑑」という形で、さまざまなシチュエーションにおける姿勢の問題点を指摘しながら、それをリセットして整える方法をたくさん提案させていただきました。皆さんが自覚している姿勢のゆがみを本書内で検索して、役立てていただければと思いますが、カラダは全身でつながっており、そのリセット法だけをやればすべてが解決するわけではありません。ですから、本書に紹介しているさまざまなリセット法を、自覚症状がなくてもいろいろ試してほしいと思います。それによって、自分では気づけなかったカラダの問題、意外な解決法が見つかるかもしれません。そして、その「気づきの提供」こそが「書籍」というメディアの持つ強みなのだとあらためて感じました。

今現在、不調の悩みがある人も、そうではないけれど姿勢や健康に興味がある人も、本書を読んで広く役立てていただければ幸いに思います。

パーソナルトレーナー・MAKERS 代表取締役

林 慧亮

柴 雅仁（しば まさひと）

1987年生まれ。東京都立川市を拠点に活動する鍼灸師・パーソナルトレーナー。X（元 Twitter）、Instagram 等で痛みのない動けるカラダをつくるための方法を発信。X（元 Twitter）で公開した「動きを変える10秒アクション」が話題になり、現在総フォロワー数が20万を超える。主な著書に『最強のストレッチ図鑑』（SB クリエイティブ）『肩甲骨は閉じない、寄せない 開いて使う!』（PHP 研究所）、共著に『新しい体幹の教科書』（池田書店）など。

X @PT_shiba　Instagram pt_shiba　Blog https://selfcare-lab.com/

林 慧亮（はやし けいすけ）

1993年生まれ。パーソナルトレーナー、MAKERS 代表、uFit 代表。学生時代にバスケットボールに励む。自身の運動体験や座学を通じて、フィットネスの重要性を実感し uFit を立ち上げる。さまざまな運動器具やトレーニングメニューの提案を行うと同時に、YouTube チャンネル「林慧亮 /uFit 代表」を運営。短時間でできるエクササイズを発信してチャンネル登録者数は34万超え。著書に『30日で体を変える 超効率的自重ワークアウトプログラム』（Gakken）。

YouTube @hayashikeisuke　X @uFit_hayashi　Instagram keisukehayashi_ufit

Staff
企画・編集・構成 —— 千葉慶博
装丁・本文デザイン —— 鈴木大輔・江﨑輝海（ソウルデザイン）
イラスト —— hanna
校正 —— 聚珍社
DTP —— 昭和ブライト

日常動作のヤバいクセがイラストでわかる
姿勢のゆがみ図鑑

2024年12月15日　初版第1刷発行

著　者　柴 雅仁
　　　　林 慧亮
発行者　石川和男
発行所　株式会社　小学館
〒101-8001　東京都千代田区一ツ橋2-3-1
電話（編集）03-3230-5125
　　（販売）03-5281-3555
印刷所　TOPPAN 株式会社
製本所　TOPPAN 株式会社

ISBN 978-4-09-311579-7

制作／松田貴志子・遠山礼子・浦城朋子　販売／中山智子・津山晃子　宣伝／山崎俊一
編集／竹下亜紀